監修●野村俊明・青木紀久代・堀越勝

これからの対人援助を考える
くらしの中の心理臨床

少年非行

編●髙田治・大塚斉・野村俊明

6

福村出版

[JCOPY]〈出版者著作権管理機構 委託出版物〉

本書の無断複写は著作権法上での例外を除き禁じられています。複写される場合は、そのつど事前に、出版者著作権管理機構（電話 03-5244-5088、FAX 03-5244-5089、e-mail: info@jcopy.or.jp）の許諾を得てください。

はじめに

　現在、子どもの権利擁護、児童虐待への関心が増し、子どもの貧困対策も進められている。そのような時代の変化の中で、犯罪白書などで示される少年非行の件数は統計上減少しつつあるが、一方でSNSに絡む非行問題など新たな難しい問題も生じている。

　非行問題に対しては善悪の判断や行動コントロールの悪さに注目し矯正が主であるようなイメージがあるが、どのような時代であっても逸脱行為を行ってしまう子どもたちの生きづらさへの心理援助の視点は欠かせない。周囲に対する違和感や自分の内側から湧き上がる衝動や不安などから安らげず、「自分」を守るために新たな居場所を求めてもがき逸脱行為を行う面もある。内面のもがきに向き合えずに逸脱行動を起こしてしまう少年を、地域から排除するのではなく、地域の中で支え育てるような視点が必要であり、心理援助には今後大きな期待が寄せられていくと思わる。

　事例編では、非行少年とその家族への支援が行われるさまざまな機関の実践を示した。学校、地域相談機関、福祉施設、司法関係機関、医療関係機関と分けて事例を提示するが、単独の機関で支援することは少なく、他機関と連携を取って支援に当たっていることが示される。非行少年への支援は少年たちの居場所づくりがテーマになることを考えれば、少年とその家族がさまざまな機関とつながり地域に居場所を作っていくことは必須である。そのような実践から得られることは多いと思う。理論編は非行に関連するテーマについて論考を集めた。非行問題への考え方を整理する参考になると思う。

　本書が、非行少年に関係する幅広い領域でのケアを行う援助者の日々の実践の役に立つ情報を提供できれば幸いである。

2019年 春

編者　髙田治・大塚斉・野村俊明

シリーズ刊行の趣旨

生活全体を視野に入れた心理的援助のあり方の模索

　これからの心理的援助は、医療施設や相談室の内部での心理面接という枠から離れて、クライエントの「生活」を援助するという観点をもった援助のあり方を検討することが、ますます重要となると思われます。これは病院・施設での医療やケアから地域での医療・ケアへという社会全体の動きに連なるものであり、これまで以上にそのニーズが加速していくのは必至であると思われます。

　診察室、面接室での臨床が基本であることは間違いありませんが、家庭・学校・職場・地域などで援助を求めているクライエントも少なくないと思われます。面接室だけにこだわっていると、適切な援助ができないこともあるかもしれません。

　面接室の外に目を転ずれば、必然的にさまざまな専門家（および非専門家）との協働作業（コラボレーション）が意識されることになります。医師・看護師・ケースワーカー・作業療法士・理学療法士等、医療関係者だけでもさまざまな職種があります。医療施設の外に出るならば、クライエントは家族・教師・職場の上司や同僚・福祉関係者等、もっと多くの人々との人間関係の中で生活していることが分かります。

　面接室の中では専門家として完結することができるかもしれませんが、面接室を飛び出せば、おのずとさまざまな専門家あるいは非専門家との交流の中で、自分が何をなすべきかを模索せざるをえなくなります。こうした文脈の中で私たちはどのような役割を担うことができるのか、これも本シリーズで考えてみたいことです。

シリーズのキーワード

　これまでに、精神医療や心理的援助についての専門書は数多く出版されていますが、そのほとんどが面接室での臨床に焦点が当てられています。本書のシリーズでは、次の3点をキーワードとして企画・編集がなされています。

　　①生活の場での心理的援助
　　②理論や技法にこだわらない状況に応じた援助

③対人援助職のコラボレーション

こうした観点から、医学的な知識を積極的に活用しつつ、「生活全体を視野に入れて記述された事例」の実際を紹介することで、生活のさまざまな場面で、心理的援助を行う際に役立つ情報を提供することを目指します。

本書の構成と活用方法

本書は、およそ次のような構成となっています。最初から順を追って読んでも良いし、目次や索引から、興味のあるところを読み進めてもらってかまいません。活用方法と合わせてまとめておきます。

●第Ⅰ部・事例編

本書の中心は、前半の事例編です。いくつかの生活領域ごとに章立てがなされており、各巻のテーマとなる事例が掲載されています。どんな事例が含まれているのか、またその領域の特徴などについて、各章の最初に簡潔に述べられています。

本書の構成（事例編）

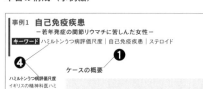

第1章～第3章の各事例には、最初に❶ケースの概要が書かれています。そこから心理的援助のための❷見立てが行われます。当然ながら、単なる診断事例と異なり、援助を行う場によって、概要のところで記載できる情報は、さまざまです。たとえば医療機関のように、初診から比較的多くの情報が得られるところから、くらしの中でだんだんと問題が浮き彫りにされ、どう援助機関につながるかが中心的な問題になってくるところまであり、時間的な経過で得られる情報の特徴が異なります。

　次に、最初の情報からどういった❸援助の経過をたどったのかが記載されています。各ページには、本文とコラムの欄があります。重要な❹キーワードの解説と、関連するページや参考文献が記されていますので、必要に応じて確認してくださるとに理解が深まるでしょう。

　各事例の最後に❺考察がまとめられています。心理の基礎知識に加えて、医療的な知識が多く書かれていることは、他分野の援助者にとって助けになることが多いと思います。

　なお、各事例は執筆者の実際の経験から構成されていますが、患者さん（クライエント）が特定できないよう配慮されて記述されています。

自己免疫疾患
何らかの理由で、本来は外敵（細菌やウイルスなど）に対して生体を防御する機能である免疫系が、自己の成分を攻撃してしまうことから生じる疾患。膠原病・リウマチ性疾患・内分泌性疾患など多岐にわたる。

ステロイド
ペルヒドロシクロペンタノフェナントレン骨格をもつ化合物の総称。コレステロールやステロイドホルモンなど。
ステロイドを含む薬物は強い抗炎症作用と抗自己免疫作用を有し、幅広く使用されている。アトピー性皮膚炎における外用薬、臓器移植後の免疫抑制のためのステロイドパ

が語られた。心理士はどう応えてよいのか分からず沈黙するしかなかった。患者の家族には、患者が心理士に会うのを楽しみにしていると医師や心理士に感謝の言葉を述べた。
　面接を始めて数年経った頃、大腿骨頭の破壊が進み、痛みが増悪したため人工股関節に置換する手術を受けることになった。大きな手術であり、患者の不安は強かった。臨床心理士は患者の希望により医師が患者と家族に手術の説明をするのに立ち会った。
　この患者との面接は、およそ10年にわたり続けられた。相談に来る頻度はだんだん減っていき、最後は数か月ごとに近況を報告に来る程度になった。その間にも病気は進行し、患者は寝たきりに近い生活になっていった。患者が面接に来られなくなってからは、時折手紙のやりとりをするようになった。今も年賀状と暑中見舞いのやり取りが続いている。

❺考察

　関節リウマチ rheumatoid arthritis は、原因不明の慢性的な関節炎を主徴とする疾患である。**自己免疫疾患**のひとつと考えられている。女性に多く発症し、0.3～0.5%の有病率が推定されている。すべての滑膜関節に炎症が生じるが、手指から始まることが多い。関節の破壊され、関節が変形、脱臼し、可動性を失う。関節炎以外では、血管炎・心外膜炎・肺線維症などの合併をみることがある。患者は痛み・運動制限に悩み、QOLが著しく低下する。美容上の問題も大きい。
　さまざまな薬物療法が試みられているが、いまだ決定的な治

ながら過ごすことを余儀なくされる。最善の治療を受けても、多くの患者は病気が進行していく。患者のQOLを維持するうえで、関節拘縮を防ぎ、可動範囲を狭めないための根気よいリハビリテーションを続けることが大切である。痛みに耐えながら、治癒する希望を持ちにくい、進行を遅らせることを目標とするリハビリテーションを続けるのは辛抱がいることである。
　医療関係者にできることは、患者を支え、慰め、励ますことである。**慢性疾患**、特に進行性の慢性疾患をもつ患者は、長く生きながらそれだけ長く痛みや苦しみとつきあうことになるという逆説を生きることになる。特に、この患者は本来なら一番楽しいはずの若い時代からの苦しみの中に投げ出されている。このような患者をどのように支えるかは、すべての医療スタッフに課せられた大きな課題である。患者が投げやりになって治療を受けることを放棄し、リハビリを止めてしまえば、病気の進行を早めることになる。
　患者を支えるためには、現実生活の中で患者が直面する具体的な問題にともに取り組むことも必要である。主婦であれば、家事・育児に支障が生じるし、性生活を含む夫婦関係の問題が浮かび上がってくることも少なくない。面接を通して心理的精神的に支えるとともに、患者の生活全体を支えていくという姿勢が求められるだろう。この患者の治療やケアの過程では、心理士の果たした役割は大変大きなものがあったと思われる。重篤な慢性疾患の患者とのかかわりは、心理士に課せられた重要な役割のひとつであろう。

（野村俊明）

● 第Ⅱ部・理論編／第Ⅲ部・資料編

　各巻のテーマにそって、心理的援助に必要な専門的理論がまとめられています。治療論や社会的問題、学術的動向に関する論考などが含まれています。また、統計的資料や援助機関の情報などが、資料編で提供されています。

用語の表記

　各巻によって統一を図っていますが、職種によって表記の慣例が異なるものや、その臨床領域によって使用される頻度の異なる用語が多くあります。監修において、いくつか話題になったものを以下に挙げておきます。

●心理的援助の担い手について

　特定の資格名称でないものとして、「心理臨床家」「心理職」などを採用しました。「心理臨床家」という用語は、臨床心理学の専門家にとって馴染みのある言葉だと思いますが、医療関係者の間では、あまり使われないようです。さまざまな場で心理相談を行う職務があり、職場によって心理の専門家のポストを表す名称が異なることも多くあります。このようなことから、事例の中にふさわしい職名がある場合には、できるだけそれを優先させています。

　また本書では、心理の専門資格名称として「臨床心理士」を使用しています。この資格は、公益財団法人が認定しているもので、心理的援助を行う専門家の養成を行う指定の大学院修士課程を修了した者に受験資格があります。5年の更新制度などによって常に研鑽が求められています。30年近くの間に約3万人が取得し、さまざまな分野で活躍しており、社会的に広く認知されています。本書の執筆者の多くがこの資格を有しており、事例に登場する心の専門家は、基本的に臨床心理士養成課程を修めた水準にある人を想定しています。

　現在心理職は、国家資格の整備が進められており、数年後には国家資格を併せ持った臨床心理士が誕生することとなります。国家資格化とともに、心理職の活用される場が一層広がることが期待されます。心の援助とは何か、またその専門性とはどういうものなのか、といったことが、社会的にも大きく問われていくことになるでしょう。

　本シリーズでは、各巻のテーマにそぐわしい個々の現実的な事例に立ち返りながら、基本を学ぶことを大切にしたいと考えています。その上で、これからの対人援助のあり方について、広く問うていくことを目指しています。

●心理的援助について

　医療では、「診断」「治療」という言葉が当たり前ですが、生活場面で直接これを心理の専門家が行うことはありません。そのためこの2つの用語は、医療場面に限定して使用しています。

　他の場面では「ケア」「援助」、あるいは「支援」という用語が多用されています。治療の目標は治癒することですが、「ケア」という言葉は症状の改善を目的とする狭義の治療ではなく、クライエントを全人的に支えることを目指した関わりになります。心の援助が必要な人には、障害や治癒を望めない状況にある人も含まれています。

　「援助」と「支援」は、使い方の定義が明確にはいかず、医療、福祉、心理、教育など、専門分野によっても違いが見られます。少なくとも心理の場合は、「援助」というとクライエントに直接的な対応をしており、「支援」というと制度や環境などの間接的な対応も広く含まれてくるニュアンスが見受けられますが、これも統一されていません。本書でも、既存の専門用語以外は、ほぼ同義として使用されています。

●心理療法について

　精神科で行われているものは「精神療法」、それ以外の場で心理職が行う場合は「心理療法」と呼ぶことが多いと思います。どちらもpsychotherapy（サイコセラピー）であって、内容が大きく変わるわけではありません。誰がどこで行うものか、という援助者側の問題が反映されています。また特定の心理療法の訓練を受け、それを行う人を「セラピスト」あるいは「治療者」と呼ぶことがありますが、本書では、「心理」という言葉が入るように統一しました。

　これ以外の用語については、各巻の編者を中心に取り決められています。生活場面によって、用法が大きく異なるものは、各章で触れられています。

　このシリーズは、私たちが長らく開催してきた「協働的心理臨床を考える会」から発想が生まれ、福村出版の協力で企画が実現しました。すべての協力者に、感謝いたします。

2019年春

シリーズ監修者　野村俊明・青木紀久代・堀越勝

目次

はじめに 3
シリーズ刊行の趣旨 5

第Ⅰ部 事例編

第1章 教育 14

事例1 小学校 16
　　　──発達の特性を背景にした万引きの事例
事例2 中学校 22
　　　──非行事例における学校臨床心理士の貢献
事例3 高等学校 28
　　　──発達障害のある生活困窮世帯の女子生徒
事例4 特別支援学校 34
　　　──女子生徒に性的いたずらをした知的障害のある高校生
事例5 教育相談所 男子事例 39
事例6 教育相談所 女子事例 45
　　　──愛着形成の不全を背景として女子非行の事例

第2章 地域相談機関 52

事例7 少年サポートセンター 男子事例 54
　　　──暴力や不良行為を繰り返していた中学生男子への支援
事例8 少年相サポートセンター 女子事例 59
　　　──満たされなさからつながった福祉犯被害

事例9　児童相談所　*63*
　　　　——万引きを繰り返す小5男児の事例

第3章　福祉施設　*68*

事例10　児童自立支援施設 男子事例　*70*
　　　　——見守られるなかでの前向きな衝突
事例11　児童自立支援施設 女子事例　*75*
　　　　——愛着関係の問題に加え、性虐待が隠れていた女子児童
事例12　児童自立支援施設「性加害治療」　*81*
　　　　——生活での育ちに軸足をおいた支援
事例13　児童心理治療施設 小学生事例　*87*
　　　　——"反省する"がまた繰り返してしまう多動性障害を抱えた児童
事例14　児童心理治療施設 中学生事例　*93*
　　　　——強い自己否定を抱えながら非行行動を呈した女子

第4章　司法　*100*

事例15　少年鑑別所（法務少年支援センター）　*102*
　　　　——家庭での緊張感のはけ口としての問題行動
事例16　少年院　*107*
　　　　——寂しさと被害感からの立ち直り
事例17　医療少年院　*111*
　　　　——統合失調症から複雑性PTSDという見立てに変更した架空例

コラム　非行と家族支援　*117*

第5章　医療　*122*

　　事例18　**精神障害の絡んだ非行・暴力**　*124*
　　　　　　──気分障害を発症していた事例
　　事例19　**発達障害の絡んだ非行・暴力**　*128*
　　　　　　──非行の背景に軽度精神遅滞と発達障害（自閉スペクトラム症
　　　　　　および多動性障害）を抱えた少年
　　事例20　**発達障害と知的障害の絡んだ事例**　*134*
　　　　　　──非行の背景に発達障害（自閉スペクトラム症）と境界知能を抱
　　　　　　えた少年
　　事例21　**甲状腺機能亢進症の非行少年**　*138*
　　　　　　──身体疾患と少年非行

第II部　理論編

1　非行少年の動向　*144*
2　非行とアセスメント　*153*
3　精神障害と非行　*162*
4　知的障害、発達障害と非行　*169*
5　アディクションと非行　*175*

資料　少年事件手続きの流れ　*182*

索引　*184*
執筆者一覧　*190*

第Ⅰ部 事例編／第1章 教育

事例1　小学校
　　　──発達の特性を背景にした万引きの事例

事例2　中学校
　　　──非行事例における学校臨床心理士の貢献

事例3　高等学校
　　　──発達障害のある生活困窮世帯の女子生徒

事例4　特別支援学校
　　　──女子生徒に性的いたずらをした知的障害のある高校生

事例5　教育相談所 男子事例

事例6　教育相談所 女子事例
　　　──愛着形成の不全を背景とした女子非行の事例

●教育機関は、日常的に子どもが過ごす場所である。つまり、子どもにとっても家族にとっても最も身近な援助機関であるといえる。身近であるということは、さまざまなところから情報が得られやすく、多方面からの介入が可能であるという利点を持っている。本章は、どの事例においても、そうした利点が活かされている。

●事例1は、小学校3年生の万引き事例である。小学校が、子どもと保護者にとって最も身近な援助機関であり、学校と家庭に安心した居場所ができていくことで子どもが落ち着いていく様子が描かれている。

●事例2では、中学校の校内での喧嘩に端を発して、それぞれの抱える背景や非行集団とのつながりが明らかとなり、スクールカウンセラーや教員が親身になって、連携していく様が描かれている。

●事例3は、貧困家庭に育つ高校生女子の事例である。問題行動としては暴力であるが、その背景には多重な困難を抱える生活環境が見えてくる。非行少年の家族背景として、典型的な一つであろう。公的扶助も含めた生活支援と心理援助の両輪が援助を進めていくことを示す好例である。

●事例4は、特別支援学校での性的問題行動を紹介している。本人への性教育等のアプローチに加えて、登下校の送迎など環境への働きかけにも多くの力が注がれている。警察の少年相談の枠組みを使い、警察にも理解を求めるなどの工夫も参考にされたい。

●事例5は、教育相談所において、マルトリートメント状態にある家庭全体を支援した事例である。教育相談所の支援において、母親、きょうだいそれぞれとつながりつつ、児童相談所への通告、介入も行っている。教育機関と福祉機関の連携や役割の違いなども示されている。

●事例6は、教育相談所における女子の性非行事例である。リストカット、摂食障害、うつが重なる事例であるが、数年をかけた母子並行面接で少女の育ちを支えつつ、家族が安全基地として機能するように、家族との関係性をつなぎ直している。

●上記6事例は、非行の芽のような、発達上の躓きから、重篤化した事例までさまざまだが、家族関係や友人関係といった人間関係の要因が背景要因として大きいことがどの事例からも見て取れる。それに対する支援もまた、多くの人が関わることによって好転していくことも示されている。

(大塚斉)

事例1 小学校
——発達の特性を背景にした万引きの事例

キーワード ショートステイ(宿泊型一時保育)｜特別支援教育コーディネーター｜通級指導教室｜ソーシャル・スキル・トレーニング(SST)｜チーム学校

ケースの概要

　Aは、小学校3年生の男児である。家族は、会社員の父親、専業主婦の母親、3歳の妹の4人である。父親は、非常に真面目で考え方が固い面がある。多忙で長期出張が多く、育児はほぼ母親に任せきりの状態である。母親は自分できっちりと子育てをしたい思いが強い。それまで転勤が多かったが、Aの小学校入学を機に家を買い、当地に転居してきた。

　Aは小学校2年生の終わり頃から万引き行為が始まり、小学校3年生の夏休みまで、万引きと母親の財布からの金品の抜き取りを繰り返していた。スーパーで菓子や玩具を万引きすることが多いが、すぐに見つかってしまうような稚拙であからさまなやり方である。店員に咎められても反省の様子はあまり見られなかった。その都度、母親が呼ばれ謝罪するも、Aはきょとんとした表情でそのやりとりを見ており、本当に悪いことをしたと感じているのか、と母親は訝しく思っていた。

　同じ店で3回目に見つかったときには警察が呼ばれ、Aに対して警官による説諭があった。そのとき初めて「ごめんなさい」と謝り、ようやく万引き行為は収まった。しかしその後、家で母親の財布から金銭を抜き取るようになり、そのたびに厳しく注意するが抜き取りは繰り返され、母親は自分の手に負えないという気持ちになっていった。父親は不在がちであるが家族に対して関心が薄いわけではなく、Aの今後を心配するあまり、万

引きや金銭の抜き取りなどがあるとAに手が出てしまうことがあった。母親はそうした父親の行動にも苦慮していた。

　母親はAの非行が周囲に知られることを懸念して、誰にも相談できずにいたが、この状態に困り果て、小学3年生になった春に児童相談所に電話で相談をした。来所相談を勧められたが、児童相談所までは自宅から距離があり、幼い妹を連れて通うことに母親が難色を示したために、学校とスクールカウンセラー（以下「SC」）に相談するようにと勧められた。渋々ながらも担任教諭に相談したところ、親身になって聴いてもらったことで気持ちが楽になり、SCにもつながった。両親の了解を得て、学校と児童相談所が協働しての支援が始まった。

見立てと援助方針

　Aは、知的な遅れは見られないが乳幼児期から落ち着きがなく、衝動的に行動してしまうことが多かった。デパートでよく迷子になったり、道路に飛び出す等、母親は気が気ではなく、自然と叱ることが多くなっていった。育てにくさをいつも感じていたが、自分の育て方が悪いと言われるのではないかという不安が強く、誰かに相談しようという気持ちにはなれなかったという。妹の出産時に1週間、地域の**ショートステイ**（宿泊型一時保育）にAを預けることにした。母親は実母との関係が悪く、里帰り出産が難しかったこと、父親も長期出張中だったためである。滞在中は落ち着いて過ごしていたが、その後、母親への甘えが強くなり、そばを離れることを極端に嫌がるようになった。そんなAに対し、父親は「お兄ちゃ

ショートステイ（宿泊型一時保育）
保護者の出産・病気・看護・冠婚葬祭等で家庭での養育が困難なときに、施設や養育協力家庭で宿泊を伴って子どもを預かる地域の子育て支援サービス。

んなんだから我慢しなさい！」と一喝し、Ａは怯えていたという。母親も、妹の世話に忙しく産後の疲れもあって、べたべたと甘えるＡに対して嫌気が差しており、寄ってくるＡに返事もしないでいたとのことである。

　学校生活では、孤立しているわけではないが、特に仲の良い友人はおらず、一人でふらふらしていることが多い。母の財布から取った金銭で同級生にジュースをおごったり、人気のカードゲームグッズを買ってあげたりしていた。授業中は、注意集中が難しく、ボーっとしている。忘れ物も多い。2年生になってからは離席も増えており、学習の遅れが心配されていた。

　Ａの生育歴から、不注意、衝動性など何らかの発達上の特性があることがうかがわれ、セルフコントロールの困難も見られる。万引きをしたときの気持ちについて、ＳＣとの面接でＡは「お店で欲しいものがあると取ってしまう。そのときは欲しい気持ちが強くてその後のことは考えられない。お店の人に見つかって、おまわりさんが来て初めて悪いことをしたんだって思った」と語っている。

　母親はＡの育てにくさを感じていたものの、どこにも相談することなく一人で抱え込み、疲れやイライラが蓄積されていたようである。その結果Ａへの叱責が激しくなり、それに伴ってＡはより一層不安定に、母親もますますイライラが募るといった悪循環に陥っていたと思われる。加えて、妹の誕生によって、Ａが母親に甘えたくても甘えられない状態が続き、Ａには強いフラストレーションとなっていたことが考えられる。父親のＡに対する威圧的な躾や母親の無関心とも感じられる対応もＡにとっては大きな心理的ストレスとなっていたであろう。こうした強いフラストレーションや心理的なストレスが

「万引き」「金品の抜き取り」といった行動として現れたと考えられた。

援助の経過

両親の了解を得て、関係者会議を実施した。メンバーは、小学校管理職、担任教諭、**特別支援教育コーディネーター**、SC、児童相談所職員である。母親から得た生育歴、家庭の状況の情報を踏まえ、①Aの発達の特性に起因する行動上の困難、たび重なる叱責・失敗体験による自尊感情の傷つきに対する支援を行うこと、②母親への継続的な心理支援、③両親がAの思いや行動を理解し、適切に関わるための心理教育の実施の三つが援助の柱として考えられた。そのためには学校と児童相談所との協働が不可欠であり連絡を密に取ることが確認され、それぞれの役割分担、活用できる援助資源等が検討された。

Aへの支援としては、同校に設置されている**通級指導教室**（以下「通級」）の利用と、SCとの定期的な「面談（遊びの時間）」が提案され保護者の了解を得た。通級では、小集団の**ソーシャル・スキル・トレーニング（SST）**や個別指導を通してセルフコントロールの力を育てることが当面の目標となった。同時に担任教諭、特別支援教育コーディネーターと連携し、Aの特性に合わせた学級の環境調整（教室内の掲示物を減らす等してAの注意が逸れないよう情報量を調整、明快でシンプルな指示、活躍の場を設ける等）を通して授業に集中しやすくすると同時に自尊感情の回復を目指した。通級への正式入級には審査等の時間がかかるが、お試し通級という形で両親の了解を得

特別支援教育コーディネーター
教育的支援ニーズのある児童生徒への適切な支援のために、保護者や関係機関（医療、福祉等）に対する学校の窓口となり、また学校内外の関係者（機関）との連絡調整の役割を担う者として、学校長が指名する教員。

通級指導教室
小・中学校の通常学級に在籍する教育的支援ニーズのある児童生徒に対して各教科等の指導を通常学級で行い、その特性に応じた指導を在籍学級とは別の場で行う指導形態。2006年度から新たにLD、ADHDも対象となった。

ソーシャル・スキル・トレーニング（SST）
社会生活を送る上で必要な社会的スキル（他者との適切なコミュニケーション、セルフコントロール等）を習得するためのトレーニング。不適応状態にある児童生徒だけでなく、予防的取り組みとしても活用されている。
（→37ページも参照）

て通い始めたところ、Aも楽しく通い、3か月経過した段階で金品の抜き取りはなくなっていた。SCとの定期的な面談と遊びを通して気持ちの安定を図ったことも有効だったようであり、3年生の終わりには授業中の離席がかなり減った。

　また、母親に対しては、折に触れてSCとの面接を設け、子育て上の不安を一人で抱え込むことなく相談できる場を確保した。徐々にAへの接し方も穏やかになっている。加えて、両親に対して、児童相談所主催の子どもへの関わりを学ぶグループワークへの参加をSCから促した。今回の件を契機に両親はよく話し合うようになっていたこともあり、二人とも積極的に参加し、グループワークで学んだ内容をお互いに声をかけ合って実践している様子が児童相談所から報告されている。

考察

　非行のリスクファクターの一つとして発達障害の存在が指摘されることは多い。しかし、発達障害がそのまま非行につながるわけではない。本事例のように、子どもの発達特性が背景にあり、加えて養育環境や家族関係、親の心理的な傾向等が複合的に絡み合い相互に影響し合って親子関係を悪化させ、その結果、子どもの不適切な行動として現れてくることは少なくない。そのもつれてしまった糸をほぐすためには、家族全体への多面的な支援が必要である。

　また、周囲が支援の必要性を感じても本事例の母親のように「相談」に対する抵抗感が強い親は多い。そうした親にとって学校は最も身近な援助資源である。同時に、次の支援につながる窓口の機能も果たすことができる。学校の内外で教育、心理、福祉等の専門性を持った多職種が協働し、地域と連携して子どもの育ちを支えていこうとする「**チーム学**

チーム学校
学校現場において複雑化・多様化した課題を解決するため、教員が心理や福祉等の専門家（SC、スクール・ソーシャル・ワーカー等）や関係機関、地域と協働し、チームとして課題解決に取り組むことで、学校組織全体の力を高め学校教育の質の向上を図ろうとする考え方。

校」の体制作りが始まっているが、今後の機能の充実に期待したい。

(高野久美子)

参考文献
中央教育審議会(2015)『チームとしての学校の在り方と今後の改善方策について(答申)』.
独立行政法人国立特別支援教育総合研究所(2012)『発達障害を対象とする通級指導教室における支援の充実に向けた実際的研究──「発達障害を対象とした通級指導教室の基本的な運営マニュアル(試案)」の作成に向けて』.
八王子市子ども家庭支援センター http://www.city.hachioji.tokyo.jp/kurashi/kosodate/017/018/kks001/p001395.html (2018年3月15日閲覧.)
文部科学省(2003)『今後の特別支援教育の在り方について(最終報告)』.

事例2 中学校
―― 非行事例における学校臨床心理士の貢献

キーワード 検討班｜事例検討｜今日の司会役｜全員面接｜市域の典型｜
スクール・ソーシャル・ワーカー（SSW）｜生活安全課少年係

ケースの概要

　保健室に生徒同士の喧嘩で怪我をした2年生男子Bが連れてこられた。居合わせたスクールカウンセラーの私（以下、「SC」または「私」）も養護教諭（以下、「養護」）の補助に回る。Bは足を引きずり、大袈裟にうめく。額に血も見える。養護がとりあえず応急処置をし、本人と付き添いの生徒に事実経過を聞く。手際の良さに感心する。サッカー部員同士のいさかいが暴力になったという。
　すぐ生徒指導主事（以下、「生担」）が駆け付ける。「派手にやられたなぁ。誰だ　相手は？」に、付き添いが「サッカー（部）のC」。養護も生担も意表を突かれて、同時に「C？」と聞き返す。付き添いの「びっくりだよ」に生担が「今、Cは？」。付き添いの「教室で仲間が抑えてる」に、やはり駆け付けた生徒指導部で2年の体育担当と技術担当の教員（以下、「体育」「技術」）が「行きます」と駆けだす。先生方のバイタリティ、機敏さが頼もしい。教員が教室に着くとCは同級生数人に囲まれて椅子に座り、呆然としていた。Bは「やんちゃ」と見られ、ともすると逸脱行為がある。Cは「我慢強くおとなしい」。ともにサッカー部、Bはレギュラー、Cは補欠。日頃から二人はつるんで行動していた。
　体育と技術が二人から、生担が付き添いから個別に事情を聴く。いつもどおりBがCをかまったら、Cが突然Bの顔を殴り、虚を突かれて棒立ちのBを殴り続けたらしい。驚いて立ち尽くしていた同級生が割って入り、

Bを保健室に連れてきたという。全体の事実経過は見える。しかし、その動機や心理的意味になると口が重く、はっきりしない。授業が終わって駆け付けた担任が呟く「何だよ？　一体」。SCが応じる「気持ちの流れ、見えないものね」。生担が宣言する「会議室に行くぞ」。

見立て

　本校では問題が起き、必要となれば、すぐに当該学年団に必要な教職員を加えた「**検討班**」が組まれ、**事例検討**を行う。情報を出し合い、短時間で効率よく見立て・見通しを立てる。生担が概要を説明し、体育と技術が補足する。**今日の司会役**の養護が「どうして手が出た？」と聞く。「Bなら分かるが殴ったのはC……」と生担。技術が「駆け付けたとき、Cは呆然……普通じゃなかった」。SC「Cは**全員面接**では無言……、気になって何かと接触……親が国立大志向で有名進学校受けて、受からずうち（本校）に、兄はその高校で理系特進クラス……両親とも国立大の院修了で理系の研究職。北部（市域）**の典型の一つね**」。英語が「そりゃ生きづらいわ」と合いの手。SC「家族みんな優秀、自分だけダメ……」。体育「1年じゃ自信もなく動けなかったが、なり手がないキーパーさせたら、意外とやる。3年が卒部だから今度レギュラー」。理科「それで自信付けた？」。体育「そこまでいかないが、変身中……」。SC「だから、強くて目立つBの周りに……」。体育「どういうこと？」。SC「自信ない子は強い子をモデルにして真似する」。英語「なるほど、新しいやり方に慣れてない？」。SC「できなかったことが急にできて、自分でもびっくり……不安

検討班
問題発生時の校内事例検討の一つ。今回は、学年団に生担、養護、スクールカウンセラー、副校長を加えた「B・C班」が組まれ、「作戦会議」が行われた。対象生徒を主人公とした成長ドラマの可視化を目指す。

事例検討
学校をはじめ教育場面では、問題や病理に注目するだけでなく、地域の中でどう支え、育んでいくかの支援過程のストーリー作りを目指す。担当者が必要とする規模・組織で行う。問題が解決すれば日常の生徒指導体制に戻す。

今日の司会役
検討班では、特定教員の負担にならないように司会は持ち回りにする。目標は当面の手立てと担当者、目当てを割り出すこと。その手立てを実行し、対象生徒・集団の反応を検討し、必要な修正を加えて対応の精度を高める。

全員面接
学校・地域によるが、1学期後半に、SCが中学1年生に「全員面接」を組み入れている学校がある。実施目的、学校全体のコンセンサスがある場合には、生徒指導の取り組みとして有効に機能する。

第 I 部　事例編／第 1 章　教育

市域の典型
同一自治体内でも地域によって子どもたちの環境は異なり、成育に影響が出る。本事例の場合、北部は南部に比べ、学歴が高く、共働きの専門職、進学志向の家庭が多く、高級分譲住宅が多い。本校は両者の中間にある。

スクール・ソーシャル・ワーカー（SSW）
SSWは新しく教育界に導入された専門職。文科省は2008年にSSW活用事業を始めた。自治体によって位置づけ、勤務態様が異なる。本事例の中学には、教育委員会指導室に所属し、必要に応じて自治体内の担当小・中学校と関連機関に出向きソーシャルワークを行うSSWを5中学校区に1名ずつ配置している。全員が社会福祉士の資格保有者である。週4日勤務。この日はちょうど来校日で、来たらすぐ参加するよう頼んであった。
（→29ページも参照）

定だし下手」。生担「できる自分に慣れてもらおう」。

　養護「それでBは？」。体育「Cの変身に驚いて無防備に、後でリベンジ？」。担任「それがその後も一緒にいる」。理科「気が知れん……」。担任「強いんだよ二人の関係は……。Bは乱暴で理不尽……みんな敬遠。なぜかCには手を出さない。母と高校中退の兄の3人家族、母は昼パートで夜もいない、家の電話に出るのは兄かB」。理科「（家庭状況が）まるで違うのにBとCは仲が良い？」。SC「思春期には、違うからこそ惹かれ合うことも……」。英語「『王子と乞食』か……」。SC「自分にないものに憧れ、なろうとする」。養護「Bはちょっとした怪我でも……手当されながら家族の愚痴を……」。担任「へぇ……保健室では愚痴言うんだ、俺には強気……」。生担「相手によって見せる面が違う。情報共有で立体的に見えてくる」。SC「Bは母性的な人に甘える、父性的な人には逆らう……」。副校長「兄（本校在籍時の生担）はうち（の中学）が荒れてた頃やんちゃしてた。Bは兄に相当やられてるだろう。母は生計を立てるのに必死で子どもは放任……」。途中から参加した**スクール・ソーシャル・ワーカー**（以下、「SSW」）が「この家（庭環境）だと児相のケースかな？　それに、近くにできた子ども食堂（以下、「食堂」）に行ってるかも……」。技術「D先生（本校の前々校長）のとこだ」。生担が「だいぶ、背景は見えたな。引き続き、情報が欲しい……各自に入る情報を担任と私に集めてほしい」と10分弱の検討会を締めくくった。

　私（SC）の内面にさまざまな思いが去来する。《背景は見えてきたけれど、B、Cそれぞれの気持ち、流れが見えにくい……それに、二人の関係の強さ……裏には何が……。二人だけの秘密？》。職員室に向かいながら生

担と言葉を交わす。SC「学校では見えない何かありそうね……」。生担「やっぱり、外か……」。生担は所轄の**生活安全課少年係長（以下、「係長」）**に接触することを思いついた。管理職と相談し、非公式に係長と情報交換することとした。

生活安全課少年係
略称、生安課。係長とは学校警察連絡協議会や日頃の連携で面識もある。

援助の経過

　係長によると、Bは兄の仲間のいる非行集団に接近し始めている。なかには、窃盗、恐喝、暴力行為で検挙された者もいるという。最近、Bが彼らの溜まり場にCも連れて行った。今のところ、二人は補導されてはいないが、その恐れはあり、動きが見えたら生担に連絡してくれることになった。また、生活安全課は近辺の巡回を強め、B、Cの犯罪行為や事件への巻き込まれも防ぐことにして、折に触れて情報交換することになった。

　その翌日、技術からD先生経由の情報も入った。Bが食堂に来ること、女性スタッフの一人が兄と同窓で、Bはこの人を慕い、兄やその仲間の愚痴をこぼすという。そこから思わぬ情報も見えてきた。Bの先輩の一人が時に人柄がガラッと変わり、あらぬことを口走ったりして気味が悪いという。さらに、先輩は食堂のそばの人目につかぬ駐車場で、見慣れぬ中年男と煙草を吸いながら、何かを交換するという。すると、先輩の「人が変わる」のである。

　係長との情報交換の際、生担がこのエピソードに触れると、係長の顔がわずかに動いた。2～3日後にこの駐車場で大掛かりな捕り物があり、覚せい剤密売所持で中年男が逮捕され、先輩をはじめ数人が覚せい剤の反応が

> 出て逮捕された。溜まり場に出入りする高校生や無職少年たちも任意同行を求められ、これを機に集団は解散し、BとCとの間も距離ができた。その後、Cは部活を通して自信をつけ、さらに担任の進路指導から、文学・芸術に関心を持ち始め、県立進学校に進み、国立大学の教員養成課程に合格した。Bは、養護教諭や食堂の女性スタッフ、D先生を慕い、家に欠けていた母親機能を満たしてもらい、他方、校外では生安課の係長に紹介された交番の巡査長や、校内では体育に声をかけてもらい、これも彼に欠けていた躾や励ましを受けたようである。結局、定時制に進学し、そこでも理解ある教職員と仲間に恵まれ、調理師専門学校を経て、パティシエとして就職した。

考察

　B、Cともに、地域・家庭の中で生きづらさを抱えていた生徒である。生徒間によくあるいさかいを機に、彼らの個々の生きづらさの様相が浮き彫りとなり、それを助長する地域の問題も明らかになった。B、Cの健康な成長を促進するために、いわゆる「チーム学校」における教職員の特性、持ち味、専門性を活かした生徒理解が組織的に進められ、校外専門機関の協力もあって、非行を未然に防ぎ、B、Cそれぞれの本来の成長が可能になった。

　その流れに沿って、心理臨床の専門家であるSCは、他の登場人物の活躍を支え、促進し、演出している。それが冒頭の保健室でのやりとりで明らかである。機敏に動いて適切に対応する先生方の動きに対し、SCは個々人と全体の心の動きを感知し、味わい、見立て・見通しを伝え返している。いわば、動と静の役割分担である。起きた非行に対する指導も重要だが、起きる前の時点で感知し、防ぐことも大事である。

生きづらさの中で犯罪の方向に捻じ曲げられたエネルギーが、本来の自己実現の方向に戻っていく健康な自己治癒の心の働きを探り当て、生徒の成長に向けて頑張る教師をはじめ関係者に提示し、教育活動を支えるのが地域の実践的な臨床心理士の使命である。

(鵜養美昭)

事例3 高等学校
――発達障害のある生活困窮世帯の女子生徒

キーワード 特別指導｜スクール・ソーシャル・ワーカー（SSW）｜生活保護｜子ども家庭支援｜奨学金｜児童扶養手当

ケースの概要

スクールカウンセラー（SC）として勤務している高等学校で、管理職から「発達障害ではないかと思う2年生の女子生徒Eが特別指導中なので、一度本人と話してほしい」と依頼があった。Eは、交際相手に殴る蹴るの暴行を加え、現行犯逮捕され、釈放されたばかりであった。交際相手は同校の男子生徒であり、口論から激昂し暴行に至ったため、相手が警察を呼んだとのことである。釈放後、学校はEを特別指導とし、反省を促すとともに今後の指導・支援方針を検討することにしたという。

管理職、担任からの引き継ぎによれば、Eは「キレる」と手がつけられなくなり、これまでも校内での暴力事件、教師への暴言が見られていた。深夜徘徊での補導歴もあるという。特別指導もすでに3回目であった。Eは根は優しく、進路には福祉の専門学校を希望しており、何とか卒業できるよう応援したいと思っていると担任は言う。Eの家庭は母親と小学校2年生の弟の3人暮らし。母親は三者面談等には来るものの、ダブルワークで働いているためか、学校からの電話にもなかなか出ず、担任はコミュニケーションが取りにくいと感じていた。入学時やこれまでの面談では特に発達障害という話は出ていなかったという。

実際、Eに会ってみると最初こそ抵抗感が感じられたが、支持的に語りかけると、距離感が近過ぎるのではないかと感じるほど打ち解けて話してくれた。交際相手を

特別指導
問題行動を起こした生徒への自宅または学校での指導。かつては謹慎、停学などとも呼ばれた。問題を解決し、生活がうまくいくよう行われるが、改善が見られず、回数を重ねると退学せざるを得ない状況になることもある。

殴ったのは悪かったと思っているが、相手が他の女子生徒と仲良くしているのではないかとの疑念が湧いて感情的になり、自分ではどうしようもなかったと語った。母親は離婚歴が2度あり、弟は異父弟だという。忙しい母親と継父に代わって自分がオムツを換えたり、ミルクをあげたりしてきており、「弟は私が育てたようなもん。E、偉くない？」と語った。継父と母が離婚した後は、母親は夜のアルバイトを始め、深夜に帰ってくるため、家には自分と弟二人だけしかいない日が多いという。Eが友人や交際相手と遊びに行くなどして帰宅が遅い日は、弟は一人で家におり、Eが帰宅すると寝ているそうである。E自身も小学生の頃、一人で家にいることが多く、弟が夜一人で家にいることを特に問題だと思っている様子はなかった。これまで、医療機関にはあまり行ったことはなく、精神科や心療内科などはもちろん、熱を出した際にも、よほどの高熱でなければ家で一人寝ているだけのことがほとんどだったという。今後のことで心配なのは、卒業後の専門学校の学費のことだが、担任とも相談しているので何とかなるのではないかと思っているとのことであった。学校や教師には信頼を寄せており、今日話したことを共有しても何も問題はない、むしろ知っていてほしいという。

見立て

Eとの面談後、管理職、担任に加え、学年主任、**スクール・ソーシャル・ワーカー（SSW）**にも入ってもらい、すぐに簡易的なケースカンファレンスを行った。SCとしては、以下の点を伝えた。

スクール・ソーシャル・ワーカー（SSW）
ソーシャルワークを行う学校内の専門職スタッフ。児童・生徒と同時に家庭や関係機関等にも働きかけ、環境の改善を図っていく。自治体により各校に配置されている場合と、教育委員会が学校からの依頼を受け、派遣する場合とがある。
（→ 24ページも参照）

- 今日の面談からだけでは、発達障害の可能性について判断はできないが、話のまとまりのなさや、状況の理解、集中力や感情のコントロールに難しさを抱えていることは理解できた。今後、Eとの面談を継続するとともに、母親とも面談をし、生育歴や生活歴、現在の状況を聞き、必要に応じて医療機関につないでいくことが必要となってくるであろう。
- 幼少期から母親が忙しく、ずっと寂しい思いをしてきたことが感情的な困難に影響を与えていると推察できる。人との距離感が近過ぎるのも、こうした寂しさからきているのではないか。
- 本人が心理的に安定して過ごすためには、家族が日常生活を安心して送れる安定した環境作りが必要。
- 弟の状況も心配であるため、何らかのアプローチが必要。

これを受けてSSWからは、以下の提案があった。

- 母親がダブルワークで働かざるを得ない経済状況があるのだろうから、家計状況を聞き取り、仕事を昼間だけにして、不足分については**生活保護**を受給するなど福祉制度を活用して家庭を安定させるよう、SSWも母親と話をしてみること。
- 弟の支援については小学校や自治体の**子ども家庭支援**課や児童相談所等との連携が必要なので、連携体制の構築に向けて動いていきたい。
- **奨学金**は将来重い借金として残る。進路指導の中で、奨学金の借り入れを最小限にできるような学校選びや生活プランを検討していく必要がある。

学校側はこれを受け、SCとSSWとの面談を設定できるように母親に働きかけることとなった。その際、母親の苦労をねぎらい、母親の力になってくれる人がいると

生活保護
健康で文化的な最低限度の生活を保障し、自立を助長する制度。生活・住居費の扶助のみならず、教育、医療、介護、出産等の扶助がある。保険料の支払いが不要になったり、司法支援センター（法テラス）を通じた法律家の費用が免除されるなど扶助以外の負担軽減も大きい。

子ども家庭支援
市区町村が持つ子どもや子育て世帯に関する相談支援機能。児童相談所（都道府県、政令中核市が設置主体）が在宅支援と判断した虐待相談ケースは、子ども家庭支援課と連携し支えていくことが必要となる。

奨学金
高等教育にかかる費用を貸与、または給付するもの。中心は貸与型奨学金で、近年、若者の非正規雇用・低賃金労働の広がりなどとともに、返済に苦慮する若者の存在が社会問題化している。

SCとSSWを紹介してもらうこととした。

援助の経過

　SCと本人との面談では、これまでの学校生活やアルバイトでの困難、対人関係の難しさ、家庭生活における苦労や寂しさなどが多く語られ、本人の感じてきた苦しさ、生きづらさが徐々に言語化され、共有されていった。SCと母親との面談では、Eは幼少期に発達の遅れがある可能性を示唆されていたものの、多忙もあり小学校入学以降は全く発達に関する相談をしてこなかったことが明らかになった。

　並行して進められていたSSWと母親の面談では、収入が不十分であることに加え、消費者金融や知人からの借金、家賃や公共料金、税金・保険料の滞納などがあり、**児童扶養手当**もこれらの返済に当てるだけとなっていることが分かった。母親は生活保護に対して抵抗が大きかったが、収入を確保し、仕事を減らして子どもと過ごす時間を増やすだけでなく、こうした借金の整理やさまざまな滞納を解消するためにも、生活保護を受給するメリットがあることを丁寧に説明し、母親も最終的には生活保護を受けることを決意し、申請をした。また、母親は生活保護を受けるに当たって、子どもがいじめられるのではないかと心配していたため、弟の通う小学校に事情を説明し、丁寧な対応を促すようSSWから小学校に連絡を取ることを提案し、了承が得られた。

　生活保護受給が決定した頃には、SCとの面談を経て、本人、母親ともに医療機関受診の必要性を理解して、受診となった。数回の診察と心理士との面談・検査を経て、

児童扶養手当
ひとり親世帯等の生活の安定と、自立の促進に寄与し、児童の福祉の増進を図るために、手当を支給する制度（所得制限有り）。4か月分がまとめて支給されるために管理が難しく、支給方法の見直しが行われている。

注意欠如・多動性障害の診断を受けた。それを受け、本人は福祉の仕事に進んでよいのか、大いに迷うこととなった。SSWと担任との面談やコーディネートで福祉の職場体験や障害福祉の就労支援事業所の見学などをし、SC面談で振り返りを行い体験と自身の障害特性のすり合わせをしながら、進路を考えていくこととなった。

　また、母親とのSC面談はその後2回行われ、Eの障害特性やこれまで寂しかった気持ちを母親が受け止めていけるようサポートしていくなかで、母親自身も母子家庭に育ち忙しい母のもとで寂しい子ども時代を送ってきたこと、可愛いと思いながらも育てにくいEになかなか一人で向き合うことができなかったことなども語られた。今後は、地域の支援機関での相談に移行していくことにし、SC面談は終結とした。

　これらの動きと並行し、小学校とともに、生活保護課、自治体の子ども家庭支援室や児童相談所とのネットワークも広げ、支援の方向性と役割分担、進捗状況の確認のためにケースカンファレンスを2か月に1回行うこととした。半年後、合計3回行った時点で、母子ともに安定した生活が送れるようになったため、今後は生活保護課のケースワーカーが世帯支援の要となり、日々の連携を継続し、家族を見守りながら、必要に応じてカンファレンスも開催することとして、ひと段落となった。

考察

　生活困窮や疾病、介護などさまざまな課題を背景に持つ家族では、親も日々の暮らしに精一杯であり、子どもに目を向ける余裕がなかなか持てないものである。また、そうした状況にあっては、心理面談での進展もなかなか難しくなりがちである。そのため置かれた環境の中で、具体的に何が起こっ

ているのか事実をきちんと聞くことが大切である。なかには、私たちの想像をはるかに超える過酷な環境であることもあり、こうした状況の把握なしには、クライアントを理解することは不可能である。こうした環境の中で、子どもたちや家族が何をどう感じているのかを理解し、福祉と連携して社会的状況を改善していくことで、また心理相談も進んでいく。

　また、高等学校の相談においては、進路選択も大きな要素である。本人ができ得る限り自分自身の希望と特性に合った進路を選んでいくために、アセスメント、そして決定まで寄り添って支えていく支援者の存在が重要になる。アセスメント結果を本人、家族、教員など関係者が十分理解し、共有できるよう、分かりやすく伝える技術も磨いていきたい。

（鈴木晶子）

事例4 特別支援学校
──女子生徒に性的いたずらをした知的障害のある高校生

キーワード 知的障害｜特別支援学校｜作業学習｜メタ認知｜スクールサポーター｜ソーシャル・スキル・トレーニング(SST)｜少年相談(少年センター)

ケースの概要

知的障害
発達期(18歳未満)に生じる知的発達の遅れ。療育手帳が受けられ、軽度・中度・重度・最重度の四つの級がある。

特別支援学校
障害者が幼～高に準じた教育を受け、学習上または生活上の困難を克服し自立が図られることを目的とした学校。視覚障害、聴覚障害、肢体不自由、知的障害などを対象としている。

作業学習
特別支援学校高等部では成人後の生活での自立を目的としているため、就労につながる各種の作業実習が行われている。清掃、物流、接客、縫製、介護、事務など多岐にわたる。

　特別支援学校高等部2年の男子生徒Fは軽度の**知的障害**があった。小学校は通常級でいじめを受けたことがある。中学では特別支援級に進み、高等部から**特別支援学校**に入学した。Fは真面目な性格で、大人と話すときは必ず敬語を使った。座学は良好だったが、**作業学習**など集団は苦手で、体調不良を訴えて見学することもあった。学校では穏やかに過ごしていた。

　あるとき警察から学校へ連絡があり、Fが学校帰りに特別支援学校の下級生の女子生徒を公園のトイレに連れ込み、服を脱がせて触るという性的いたずらをしたとのことであった。女子生徒の保護者が警察に相談して発覚し、Fは警察で事情を聞かれた。警察でFは事実を認め、厳重な注意を受けた。その後、Fは反省しているということで家に帰された。学校でも警察と連絡を取りながら、Fと保護者を呼び、事実確認と今後どうしていくかという話し合いを行った。Fは「僕は何てことをしてしまったのだ。死んでしまいたい」と繰り返していた。

　保護者の話から、Fは中学のときも携帯電話で性的な画像や動画を閲覧し、女子の身体を触るなどの性的な問題行動があったことが分かった。

見立て

　Fの父は会社役員で、待望の長男であったFに期待し厳しく接していた。Fが敬語で話すのは父の指導によるものであった。父はFの知的障害をなかなか受け入れず、特別支援学校に入ることも渋っていたようであった。Fの母は、父に厳しく当たられるFを不憫に思って可愛がっていた。Fは厳しい父を怖がっており、父には全く反抗しない。母には嫌なことがあると身体不調を訴え、学校を休ませてほしいと甘えることが多かった。Fは厳しい父からの抑圧に苦痛や不自由さを感じていたと思われるが、Fにその自覚はなかった。

　思春期に入ると、一般的に性的なことへの関心や欲求が身体的変化とともに高まってくる。知的障害者も例外ではなく、恋愛や性的なことへ興味を持つ特別支援学校生は多い。Fも性的な事柄への興味は当然あったと思われる。しかし、事件後の聞き取りではFは自慰行為をしたことがなく、どういうことかも知らなかった。Fは中学・高等部と性的問題を起こしているが、対象はいつも自分より知的障害が重く、口答えせずに自分が何をされたか理解するのが難しい女子であった。おそらく、自分を拒否せず、自分の思いどおりになると無意識に察したのであろう。Fに被害女子生徒の気持ちを尋ねると「嫌だったと思う」と言うが、それ以上は想像できないようであった。

　生来の発達の遅れと偏りに加え、父の厳しい統制下に置かれていたFは、自分を冷静に見たり（メタ認知）、周囲の状況を見て行動することがとても不得意であった。Fは思春期を迎え、第二次性徴に伴う身体的変化や情緒的変化（自立欲求や他者希求の強まりなど）を受け入れ、処

メタ認知
人間が自分自身を認識する際に、自分の思考や行動を客観的に把握し認識すること。知的障害者や自閉スペクトラム症の人たちはこの力が弱い場合が多い。

理することができなかった。また、F自身も障害受容が不十分であり、家庭でも同性である父に尋ねられる環境ではなかったため、自分の心身の変化について誰かに尋ねることもできなかった。そんななかで、ネット上の性的情報に刺激され、衝動を抑えられず、行動化したと考えられた。

援助の経過

　事件を受け、学校では管理職、学年教員、担任、養護教諭、カウンセラーでFの今後の対応を検討した。
　まずは、Fに自分の行為が犯罪であり、その結果どういう措置を受ける可能性があったのかを**スクールサポーター**も交えて教えていった。Fは悪いことだという認識はあったが、犯罪であるという意識は乏しかった。Fの先行きの読めなさ、他者への共感のしにくさ、時々見られるこだわりなどから、学校側は精神科受診を勧めた。受診の結果は軽度知的障害と自閉スペクトラム症であった。
　現実場面では、しばらくの間は登下校には母が同伴する、登下校の時間をずらす、更衣室での着替え時は教員が部屋の前で見守る、休み時間も女子生徒と接触しないよう配慮する、など同様の事件が起きにくい環境を整えるようにした。Fには別室での指導も入れ、「性的興味は悪いことではないが、合意なしに異性に触れてはいけない」ということを教員やスクールサポーターから繰り返し伝えた。また、知的障害者向けの性教育教材や性問題防止ワークシートなどを教員が探し、Fと一緒に学んだ。同時に、Fが自分の気持ちや他者の気持ちに目を向

スクールサポーター
警察と学校・地域のパイプ役として、少年の非行防止や児童等の安全確保に従事する警察署の再雇用職員。

け、理解できるようなソーシャル・スキル・トレーニング(SST)も取り入れた。

　母親面接も行い、診断結果をもとに対応を検討した。まず、携帯電話やPCでのネット接続にフィルタリングをかけ、制限できるようにした。家ではFが安心できるような環境を作り、Fの気持ちを聞いてもらうようにした。可能なら父に同じ男性として怒らずにFの性的な相談に乗ってほしいことも伝えた。母は面接には前向きだったが、Fの登下校の付き添いもあり、面接の継続は難しく、教員が登下校時に母と情報交換し、母の頑張りをねぎらった。

　保護者には警察の少年相談(少年サポートセンター)を利用することを勧めた。そちらの方が家に近く、20歳まで相談可能、無料で専門的な性的問題へのアプローチが受けられるからであった。Fが再犯した場合、Fも保護者もこれだけ頑張ってきたのだと言える実績作りの面でも警察関係機関とのつながりは必要であった。

　Fは在学中は同様の事件を起こさなかったが、卒業後、就労した先で性的な事件を起こしたという報告があった。

> **ソーシャル・スキル・トレーニング(SST)**
> 社会生活技能訓練。社会適応を阻害しているコミュニケーション技術の機能不全を訓練して改善していく方法である。(→19ページも参照)

> **少年相談(少年サポートセンター)**
> 少年の非行や犯罪被害の相談を受け付ける警察の窓口。いじめ、家庭内暴力、不就労などの問題にも対応している。各種心理検査やカウンセリングを行ってくれる場合もある。

考察

　藤川(2007)によれば、非行の問題行動の要因として、虐待などの心理的要因、差別や貧困といった社会的要因、生物・医学的要因の三つが挙げられている。Fはこの三つの要因を軽微だが全て持っていた。父の厳しい躾、小学校でのいじめ、知的障害と自閉スペクトラム症による認知や社会性の課題。特別支援学校の生徒たちはこの三つの要因を内在している子が多い。しかし全員がFのような行動を取るわけではない。友達を独り占めする、嫌なことを避けるなどはあっても、法に触れる問題行動を取る子は少ない。ではFとの

差は何であろう。

　一つの大きな要因として、適切に本人を支えてくれる人や環境があるかどうか、本人が信頼して頼れる他者がいるかどうか、という点が挙げられる。障害があっても情緒的交流は程度の差はあれ可能である。たいていの場合、親との間に最初に作られるものだが、障害があると本人も親も情緒的交流がうまくいかない場合がある。Ｆの場合も障害受容の点では難しいところがあったように思う。

　特別支援学校の児童生徒や通常級にいる境界知能や発達障害の児童と接して感じるのは、認知や社会性に難しさがあっても、他者との交流を拒否する人はいないということである。そしてある程度の関係性ができれば、こちらの指導や教育を受け入れてくれることが多い。これは彼らなりにこちらのことを信頼してくれているからなのであろう。障害の有無にかかわらず、教育、相談、支援というものはラポールを図り相手に共感し関係を作るところから始まる。

　学校がＦを支援できたのは約１年半で、その後Ｆは社会人になり再び問題を起こした。障害のある人に対する支援はできるだけ早く、学校だけでなく、家庭でも社会でも継続して行わなければならないことを痛感した事例であった。生涯にわたる支援を、本人や家族にどのようにスムーズに長くつなげていくかが大きな課題である。

（上野綾子）

参考文献
藤川洋子(2007)『なぜ特別支援教育か──非行を通して見えるもの』日本標準.
M・マッカーシー, D・トンプソン(著)木全和己(訳)(2014)『知的障害のある人たちの性と生の支援ハンドブック』クリエイツかもがわ.

事例5 **教育相談所 男子事例**

キーワード 親子並行面接｜教育支援センター｜相談チーム

ケースの概要

　本ケースの舞台は大都市圏によくある人口10万余の郊外都市である。戦後すぐは街道筋の宿場街の周りに農家が点在していた。昭和40年代に、街道沿いを走る私鉄の駅を中心に住宅街と商店街が急発展した。その後、学校が「荒れた」時期もあり、生徒指導の力を得て「荒れ」が収束した頃には不登校が急増し、ご多分に漏れず自死、いじめなども経験してきている。

　本ケースの家族は、母（37歳、無職・生保受給）、姉（高2）、本人（中3）、妹（年中）の4人で、別に、長兄（20歳、配管工）がいる。長兄の父は行方不明で、姉と本人の父親は近所に住み、時々「金の無心に来る」「変な人」だという。妹の父が誰かは母にも分からない。

　本事例の来談契機は本人が同級の男子を「ボコボコに」した事件である。生徒指導が対応したが、本人の話が「不得要領」で、呼び出された母は「当事者意識も問題意識もなく」、「何も困ってない」と言うのでスクールカウンセラー（以下、「SC」）も本人と母に会うことになった。その面接から、この家族が金と性に絡む対立と暴力に溢れていることが分かった。しかし、学校がどうしたらよいかは全く見えてこない。家族全体の病理は重いと推測された。姉妹の状態も懸念される。母を待たせて関係教職員で話し合い、学校だけで家族全員への対応は困難とみて、とりあえず教育相談に電話し、その場で副校長に促された母が電話で申し込みをした。

見立てと診断

教育相談の初回は、母と本人の**親子並行面接**を予定していたが、姉と妹も一緒に4人で来談した。妹は「どこ行くの」「何あるの」と物見遊山気分である。たまたま手すきだった、隣接する**教育支援センター**の心理支援員がプレイルームで預かった。また、急きょ、姉にも面接することになった。

妹は心理支援員になつき、帰宅を渋って大泣きをした。また、衣服が汚く、臭う。腕にあざもある。「痛くない？」と水を向けると、昨日、長兄が家に来て母と殴り合い、長兄が帰ったあと母に殴られたと話す。家族病理の重さ、家庭環境の劣悪さは明白であった。

母親の初回面接では、「本人が学校に目をつけられたから来た」と言い、後は、（自分が）世間から受けてきた「仕打ち」について淡々と話し、また、難病で大変だったが、「医者はみんなヤブ」で、原因が分からず、「売薬でしのいできた」などと話し、途中で母担当者が家事や子育てに話を向けると「自分は病気なので」姉に任せ療養に専念していると話す。本人のことは「やんちゃだが、男はみんなそう」と言い、関心がない様子であった。最後に学校に問題にされたので、連れてこないと「不利だから来る」が、自分の健康状態や通院状況から「約束に来れないかも……」と言いつつ継続を了承した。

母は、状態像や語りから精神障害が推測されるが、身体症状を訴えてドクターショッピングを繰り返し、精神科にはつながっていない。母親面接では実生活で直面する課題の支援を話題にしつつ、悲惨であろう生育歴と軽くとも人格障害レベルの病理を念頭に、将来の受診を視野に入れながら、「世間の無理解と仕打ち」を「しのい

親子並行面接
親子それぞれに担当の相談員がおり、別室でそれぞれの相談に乗る形式をいう。教育相談では、多くのケースで親子並行面接を行っている。

教育支援センター
地方自治体によって設置されている、不登校児の学校復帰を支援することを目的とした機関。個別指導、集団指導や教科指導を行う。適応指導教室とも呼ばれている。不登校児が教育支援センターに出席した場合、原籍校の校長は、指導要録上出席扱いとすることができるとされている。

で生き延びる」相談をすることになった。

　姉の面接では、母の看病と弟妹の世話で学校には行けないとのこと。小学校では友達が欲しかったが、「シカトされ」て、女性が「怖くなった」。弟妹はみんな「勝手で嫌」だが「マミちゃん（汚れてボロボロの「猫の」ぬいぐるみ）が親友」と語る。継続の提案に「ここはお喋りできるから（母が）いいなら来たいかも……」と言葉を濁す。姉は「世話役の子ども」として母の看病と兄弟の世話など家事万端をさせられている。母や長兄だけでなく、母を訪れる男たちから心理的・身体的虐待があり、性的虐待も危ぶまれた。また、言動には被虐待者の特徴が目立った。担当者は慎重に浅いレベルから現実的課題を「お喋り」して関係をつなぎ、自我の強度を確かめつつ、急激な環境変化も予想されるなかで支持的な関係づくりから始めることとした。

　本人の初回面接では、「裏切った奴を殴っただけ」と警戒的だったが、担当の男性相談員が〈好きなこと〉を聞くと「地域の（草）野球チームで試合に出てる」と、地元では名の知れたチーム名を口にする。〈すごいね。将来は？〉と聞くと「プロ（野球選手）」とほぐれ始め、「教師は信用できない。野球やる大人は信用できる……」「実は女のことで（級友を）殴った」「女はやってしまえばついてくる」などと話し、野球道具は「隣町のホームセンター」から（仲間と一緒に）「貰ってくる」などと校内暴力にとどまらない非行事実を口にし始めた。〈やばくない？〉と聞くと「もう歳が歳だし、ばれたら鑑別……もう世間が許さない」と語り、「高校進学……甲子園……プロ……」の夢を語りだし、「あの婆あ（母）がネック。全部つぶされる！　殺す！」と語り、〈将来の進路〉を「相談するため」継続になった。

劣悪な生育環境に比して心のエネルギーを保ち、目標もあるのは意外だったが、「姉の存在が大人からの侵襲に対する防波堤になったのでは……」、というスーパーバイザーの指摘に本人の成長可能性が予見された。単純で暴力的に見えるが、自分をコントロールしてくれる男性原理の強い集団で適応できているのも、彼の能力だという指摘もあった。

援助の経過

相談チームでは、特に妹の一時保護が急務として、心理支援員から相談室長に報告し、即日、二人で教育委員会指導室に出向いて報告した。指導室長はかねてからの打ち合わせどおり、児童福祉部局に通告し、児童相談所が1週間の調査の上、要保護児童対策地域協議会が招集され、2週間後の一時保護につながった。当初から保護所に馴染み、「ご飯おいしい」「お風呂入れる」「服がきれい」「（家は）ママ怖い。帰りたくない」と話し、後に児童養護施設を経て養育里親に委託される運びとなった。末っ子を連れ去られた母は児童相談所に対して攻撃的になり、一時保護にも同意せず、児童福祉法第28条が適用された。その一方、教育相談の母親面接で、母は「いつもこうなる（運命）」と自分の人生を呪い、家では姉や本人を「役立たず」「死んでしまえ」などとののしり暴力もしばしばであった。

その頃までに、本人は教育相談の面接に週1回ずつ通い、「あの家は最低」「チームメイトのような親が欲しい」「抜け出して合宿所に入る」などと話し、それを実現する計画を練り始めた。計画では、自分から一時保護

相談チーム
セラピストチームとも言う。相談室によって構成は異同があるが、通常、親担当者、子ども担当者、学校連携担当者、まとめ役で構成され、事例運営を支える。今回は心理支援員と室長も加わった。

を願い出て、児童養護施設（本人いわく合宿所）に入所し、そこから高校に通いたいという。

相変わらず母は本人に当たって皿を投げつけ、裂傷を負わせた。出血と痛みに逆上した本人は「全てはお前が悪い！」と面罵し、まとめてあった荷物を持って、警察に駆け込み、児童相談所に身柄付きの通告となり、これが契機となって姉も保護されることとなった。

本人はその後児童養護施設に措置され、スポーツ推薦のある高校の野球部に進んで夢への一歩を踏み出した。一方、姉の心の傷は深く児童自立支援施設に措置され、心理療法と精神科治療が始められた。10年単位の治療が必要という見立てという。

考察

従来、教育相談機関は「非社会的問題行動」が主な対象と考えられてきた。現在でも不登校や発達障害などを主訴とする相談が多い。しかし、近年、非行を主訴とする相談が徐々に増えている。その多くは、確かに主訴は「非行」だが、以前と趣が変わり、家族病理も本人の病理も重く、複雑に絡み合う。的確な病理診断が望ましいが、医療機関につながらないことが多い。また、子どもの人権侵害が明らかなことも多いが、児童福祉機関は保護者が嫌うことも多い。

そこで、比較的つながりやすい最前線の地域支援機関である公立教育相談所が力を発揮することとなる。子どもの生きづらさを探り当て、地域の支え育む力につなげるために、教育相談員には広汎で高い心理臨床の専門性が求められる。表面的な主訴に惑わされず、対象者の臨床心理査定とともに、家族病理の見立て、地域状況の心理査定、対処可能な地域資源と、対処した際に起き得る支援過程の心理的見通しなどを含む、的確で総合的な心理査定が必要となる。その上で、し

なやかで忍耐強い相談を根気よく行いながら、適切な時期に教育機関、治療・相談機関をはじめとする地域資源につなげることが望まれる。

(鵜養美昭)

事例6 教育相談所 女子事例
――愛着形成の不全を背景とした女子非行の事例

キーワード 摂食障害｜教育相談所(室)｜安全基地｜愛着(アタッチメント)

ケースの概要

　G（女子、来談時高校2年生）は、非行（夜遊び、性的逸脱行動）、不登校を主訴に母親が相談を申し込み、本人を連れて来談した。母親とGにそれぞれ心理職の担当者がつき、週1回から隔週のペースで高校卒業まで相談を継続した。相談が進むにつれて、当初の主訴の他に容姿への強いこだわり、極端なダイエット、リストカット、などさまざまな問題が明らかになった事例である。

　会社員の父親、専業主婦の母親、中学3年生の弟との4人暮らしである。父親は地方の旧家の長男で、いずれは実家に戻ることを期待されている。家族には高圧的な態度で接することが多い。母親はおっとりとした印象だが、疲弊した様子である。両親の結婚8年目でようやくGが生まれたとき「夫の実家から、おめでとうの一言もなく、跡取りはまだかと言われとても傷ついた。Gもそんなことを言われて可哀想と思ったが、とても口にできなかった」と母親は語っている。Gが幼い頃から両親ともに躾に厳しく、特に父親は手を上げることも少なくなかった。Gが3歳のとき弟が誕生する。母親が弟にかかりきりになる様子を見て、Gは「弟は、私と違ってみんなから望まれて生まれ、可愛いがられている」と思うようになった。「私だけ家族で異質。できそこないだと思う」と常々言っており、強い劣等感と疎外感を感じ続けてきたことがうかがわれた。

　小学校までは真面目で成績も良く優等生だったが、私

立中学の受験に失敗し地域の公立中学に入学した。その後、徐々に帰宅が遅くなり、中学2年生には繁華街で深夜に数人の高校生とたむろしているところを補導された。父親は「自分に恥ずかしい思いをさせた」と激怒し、その事件以降、Gをわが家にふさわしくない者として無視するようになった。Gは補導された後も母親の目を盗んでは深夜に出かけることが続いた。本人によると「人に求められる感覚」がうれしく、高校1年生から風俗の違法バイトを始めた。

Gはもともとほっそりとして、端正な顔立ちをしているのだが、この頃から自分を「太っていて可愛くない」と感じて過激なダイエットを始めている。また、夜遊びの影響か遅刻、無断欠席が頻繁になり、高校1年生の終わりには出席日数不足で退学、通信制高校に転入した。この頃、違法バイトで知り合った20歳以上年上の男性と交際が始まり、時には数日家に帰らないこともあった。イライラしたり落ち込むとリストカットをするようになっている。

高校2年生の5月、交際相手が違法薬物使用で警察に逮捕された。その知らせを聞いたGが家でパニックを起こしたことをきっかけに、母親がGを連れて病院を受診した。うつ病、**摂食障害**と診断され、投薬治療が始まるがカウンセリングなどの心理治療はなく、間もなくGは通院しなくなった。母親は途方に暮れ、弟が在籍している中学の担任教諭に相談したところ、地域の相談機関として教育センター教育相談所を勧められた。母親に言われるままにGも素直に来所し、継続相談を承諾した。担当者は教育相談所で何ができるかを苦慮しながらも相談がスタートした。

摂食障害
食事をほとんど摂らなくなってしまう拒食症、極端に大量に食べてしまう過食症があり、死に至る場合もある。抑うつ等の精神疾患の合併や万引き、性的逸脱行動、自傷行為などを伴うことも多い。心理療法を中心に服薬、栄養指導等、心身両面への治療が必要となる。

教育相談所(室)
子どもの教育上の問題について心理面教育面からの援助を軸に相談活動を行う、教育委員会所管の公的相談機関。対象は、地域在住の3歳前後から中学卒業あるいは18歳まで(地域によって異なる)の子どもとその保護者、教員である。

見立てと援助方針

　父方実家の価値観が強く支配する家庭の中で、Gは幼い頃から自分自身を「できそこない（価値のない存在）」として強い劣等感と疎外感を感じており、自己肯定感が非常に低い。家庭内で弱い立場の母親は**安全基地**として頼りにすることができなかったと思われ、Gと両親との間に安定した**愛着**関係が十分に形成されていたとは言い難い。安定した愛着関係の形成が不十分であると社会的な関係を結ぶことの困難や行動上の問題が生じることが少なくなく、思春期には性的逸脱行動や危険行為として現れることも多い。Gは小学校までは、学業面での優秀さをよりどころとして何とか自分を保っていたが、中学受験失敗を機にその支えを失い、さまざまな行動上の問題が現れたと考えられる。自傷行為や摂食障害、うつ症状など問題が幾重にも積み重なっており、医療機関とのつながりも途切れた状態での来談であったため、教育相談所として何ができるか、非常に苦慮するケースであった。

　支援の方針は以下の二つである。①本人面接：Gが自分の気持ちや考えを語り、それを受け止めてもらえる場所として位置づけ、担当者が安全基地として機能することを目標にカウンセリングを行う。その中で、自分自身をどう受け入れるか、また、自分のさまざまなこだわりに気づき、どのように緩めていけるかを担当者とのやりとりの中で進めていく。時期を見て医療機関受診を勧める。②母親面接：これまでの苦労をねぎらいつつ、Gへの複雑な思いを丁寧に聴きGとの関係を見直す。同時に、具体的な生活状況を聞き取り今後の進路や日々のGへの対応について助言を行う。

安全基地
乳幼児は母親（愛着の対象）を安全基地とすることで外界に積極的に出て行き、環境を探索する。危機が生じたときに逃げ込む場でもある。成長するにつれ、安全基地は内在化され、安心して生活を営む上での心理的な支えとなる。

愛着（アタッチメント）
何らかの危機に際して、恐れや不安などのネガティブな感情状態になったときに、特定の人に身体的・心理的に「くっつく」ことによって不安を軽減し、安心感・安全感を得ようとする行動傾向。自他への基本的な信頼感の形成につながり、健康な心理社会的発達の核となる。
（→76ページも参照）

援助の経過

　母親は、今までのGとの関わり（注意してもはねつけられる、無視される等）から自傷行為以外については許容せざるを得ないと思っていたようで、体重の増減、違法バイト、年上男性との交際等について、淡々とエピソードが語られる回が続いた。「本人が心を入れ替えない限り行動は変わらない」と半ば諦めているようであった。相談の中心は家での母子のやりとりについて（Gを刺激しない言葉の選び方、落ち込むGへの接し方等）がテーマとなった。Gとのやりとりを振り返り、整理するうちに、母親はGが抱く「愛されてこなかった」という思いに気づき、Gへの接し方が徐々に柔らかくなっていった。その母親の変化につれてGも落ち着いて返事を返すことが増え、高校3年生の半ばには母子関係改善の兆しが見え始めた。

　Gは面接では、開始当初から自分の思いを溢れんばかりに話しており、交際相手や違法バイトのことも隠すことなく話していた。担当者には、そういった危険を伴う行為は自分の存在意義の確認でもあり、またある種の自傷行為とも感じられた。他にも、人が生きる意味とは？といった哲学的な問いから好きな映画や音楽まで話の内容は多岐にわたり、話の展開も速くGの知的な高さが感じられた。一方で、こうした話題を同世代の友人と楽しむことの難しさがあるだろうことも感じられ、不登校の要因には同世代との付き合いにくさや疎外感もあったのだろうと推測された。非常に自己肯定感が低く、一つの考え方にとらわれると柔軟な思考ができない面もあることがうかがわれたが、「自信を持ちたい」「高校を卒業したら洋服のデザインを勉強したい」といった将来への希

望も語るなど健康的な面も垣間見られた。G自身も徐々に「自分は大勢の中で程よくやっていくのは苦手」「なぜ可愛いと思えないものについて、他の人に合わせて"カワイー"と言わないといけないのか。違和感がある」と自分を見つめ直し、社会の中での「自分らしいありよう」を考えるようになっていった。高校卒業時には自傷行為や過激なダイエットもしなくなり違法バイトもやめたが、まだ年上男性との交際は続いていた。以前より自分の感情を相手にぶつけるようになったためいさかいが増え、別れることを考え始めているようであった。

「洋服へのこだわりを生かして仕事にしたい」と服飾関係の大学を受験し、合格した。しかし、交際相手との不安定な関係や同年齢集団に入っていくことの不安などが募り、不安定な状態であった。当相談所は対象年齢が18歳までである。高校卒業後も本人の話せる場所があること、また医療のサポートの確保が重要と考え、カウンセリングが可能な医療機関を紹介し、受診を勧めたところ、本人も了解し、教育相談は終了となった。

考察

愛着関係の形成不全がある事例では、子ども本人だけでなく家族への介入は不可欠である。山下（2012）は、愛着の問題が背景にある思春期の情緒・行動障害への介入において、家族を含む支援システムが愛着対象として機能することが重要と指摘している。本事例では、ある程度守られた空間と時間の中で、自分の語ることを否定も指導もされず、安定した関係性の中で担当者に受け止めてもらえたことは、Gにとって自分の存在意義を感じられる重要な修正体験となったのではないであろうか。また、母親が自分とGとの関係を振り返り、関係性を見つめ直したことも家族機能の回復に寄与し

たと思われる。 (高野久美子)

参考文献
遠藤利彦(2018)「アタッチメントが拓く生涯発達」『発達』153, pp. 2-9.
数井みゆき・遠藤利彦(編著)(2005)『アタッチメント——生涯にわたる絆』ミネルヴァ書房.
林もも子(2010)『思春期とアタッチメント』みすず書房.
山下洋(2012)「思春期問題の背景にある愛着障害について」『総合病院精神医学』24(3), pp. 230-237.

第1部 事例編／第2章 地域相談機関

事例7　少年サポートセンター　男子事例
　　　　──暴力や不良行為を繰り返していた中学生男子への支援

事例8　少年サポートセンター　女子事例
　　　　──満たされなさからつながった福祉犯被害

事例9　児童相談所
　　　　──万引きを繰り返す小5男児の事例

●家庭、学校で対応したものの改善が難しい場合や重大な犯罪行為などの場合は、警察、児童相談所という機関に相談が寄せられる。本章で取り上げる児童相談所や警察の中にある少年サポートセンターは、外来の心理相談所と異なり法的な力を持つ機関であり、相談関係においても権威・指導的な特徴を持っている。問題意識が低く相談意欲の低い子ども、家族の場合、学校や警察署の働きかけや触法通告という枠組みで、「相談」という土俵に乗せていくことも大切である。そして、子ども、家族が来談を中断せず今後について考えていくことができるように、問題行動の抑止を図る一方で、家族と少年が自律性をもって課題に対処していくことができるように支持・受容的な支援をしていくことが肝要である。
●また、居場所のなさを感じて非行に走る子どもは多く、子どもが地域で暮らしていくために、家族、学校、地域社会の子どもに対する共通の理解を作り、子どもが地域から排除されずに居場所が得られるような支援も必要である。
●事例7は、授業離脱、無断外泊、迷惑行為などを繰り返す中学生男子の事例で、学校教育連携制度に乗り少年サポートセンターへの来談が始まった。母子なりの言い分や気持ちを認めた上で、現実との矛盾点やうまくいかなさを丁寧に話題にする一方、学校との連携も進め、学校での居場所も作っていった事例である。
●事例8は、卑猥な書き込みなどでサイバー補導され、福祉犯の被害者として少年サポートセンターに引き継がれた中学生女子の事例である。SNS上でしか居場所を見つけられず、SNSを利用した非行に至った。母子双方に対してSNSの危険を説き、自ら被害に近づいてしまう問題意識の希薄さへの指導的な働きかけとともに、子どもの抱える満たされなさに寄り添った事例である。
●事例9は発達の遅れや衝動性の課題などを抱え、万引きを犯した小学生男子の事例である。児童相談所において、児童福祉司による保護者との面談、心理士による子どものプレイセラピーを行い、学校との情報交換、連携も進めた事例である。
●3事例ともに、子ども家族への支持的な働きかけ、子どもの居場所作りの必要性が示唆されている。

(髙田 治)

事例7 少年サポートセンター 男子事例
―― 暴力や不良行為を繰り返していた中学生男子への支援

キーワード 学校警察連携制度｜少年相談・保護センター（少年サポートセンター）｜危険ドラッグ｜アウトリーチ型の支援

ケースの概要

Hは小学6年時に万引きをして児童相談所へ通告され、中学校入学前まで児童相談所において指導を受けていた。中学に入ってからは、他生徒に対する校内での暴力を繰り返すようになり、何度も指導を受けたが、暴力の頻度や程度はエスカレートしていく一方であった。Hは、暴力の理由を「陰口を叩いたから」と多少口にすることもあったが、「ただイライラしていただけ」と言うことが多く、学校は「通り魔的だ」とHの対応に苦慮していた。Hには他にも授業離脱、服装や頭髪の乱れ等の問題があり、校外でも、特に中学2年の夏頃から非行傾向のある先輩や他校の生徒との付き合いが盛んになった。そして深夜徘徊や無断外泊、地域での迷惑行為、飲酒、喫煙、バイクの無免許運転、複数との不健全性的行為を繰り返した。

中学2年の冬休み明けに、校内で同級生に対して殴る蹴るの暴力を振るったことがきっかけで**学校警察連携制度**が運用され、警察署で指導を受けた後、**少年相談・保護センター（少年サポートセンター）**に引き継がれた。

Hは母親と年の離れた無職の兄との3人家族で、複数の犯罪歴のある肉体労働者の父親とは、Hが幼児期に離婚して以降ほとんど関わりがなかった。母親は自身が「元ヤンキー」で不良行為に対する親和性はあったものの、Hのたび重なる暴力行為には手を焼いていた。また、Hの兄は過去に**危険ドラッグ**を乱用しており、Hはその

学校警察連携制度
児童生徒の非行防止、犯罪被害防止および健全育成を図ることを目的に、学校と警察が児童生徒に関する情報を共有し、個々の児童生徒や保護者に対して、指導や助言等の支援活動を実施する制度。全国的には「学校警察連絡制度」と呼称されている。

少年相談・保護センター（少年サポートセンター）
全国の都道府県警察では「少年サポートセンター」を設置し、少年問題に関する専門的な知識と技能を有する専門職員を中心に、非行や被害に関する相談活動、立ち直り支援活動、啓発活動、補導活動等を行っている。神奈川県警察では「少年相談・保護センター」と呼称している。
（→37ページ「少年相談」も参照）

危険ドラッグ
「合法ドラッグ」「合法ハーブ」等と称して販売されている、法律で認められていない危険な薬物のこと。中身は、覚せい剤や大麻と似た化学物質が含まれていることがある。

当時の兄の仲間との交友関係もあったことから、母親は薬物乱用についても心配していた。

見立てと援助方針

　初回面接時のHは斜に構え、警察からの指導で母親と嫌々来所したことが容易に伝わってきた。Hは日焼けした肌に明るい茶髪で、眉毛は細く整えており、目鼻立ちのはっきりした、もてそうな少年であった。母子同席でのHは担当者の問いかけに対して母親に確認しながら答えていた。しかし個別に話を聞くと、担当者の様子をうかがいながらも自分の考えを口にすることができた。成績は1～2が並んでいるとのことだが、字を綺麗に書き、言語での基本的な意思疎通も良好であった。

　暴力行為については、当初はH自身も「自分が抑えられなくなる」と言うように、計画性は乏しく直情的で、感情統制に大きな課題があると考えられた。他の問題行動についても、見通しを持った考えや葛藤の乏しさがうかがえた。対人関係は、人懐っこい面もあるが相手を敵・味方で判断しがちで、特に威圧的な教師等に対しては反発的態度を取っていた。一方、周囲からの「喧嘩が強い」「やんちゃでかっこいい」といった評価は、Hのアイデンティティを支えるものでもあり、Hの父親像とも関係しているように思われた。

　母親は、Hについて「ADHDだと思う」と話したが、担当者としては、Hのこれらの特性には生育環境も大きく影響しているように感じられた。母親は愛情を持ってHに接しているが、愛煙家で派手な服装をしており、母性的な印象は薄く、実父との離婚後も複数の男性を家に

入れたり、時に飲み歩いたりしてきた経過があった。そのため、Hの問題行動についても寛容で問題意識はあまりなかったが、家族に迷惑が及んだ際には荒い口調で叱るということを繰り返していた。そのような環境はHにとって安定したものとは言えず、叱られるときもその理由や今後の適切な行動について十分に考えることができなかったのかもしれない。

そこで対応にあたっては、まずはHの暴力行為に対して歯止めをかけるべく明確な枠付けを図った上で、問題行動の背景にあるHの気持ちや母の対応のあり方を扱っていくことが重要だと思われた。また、面接場面だけではなく、より生活に近いところで総合的に母子を支えるためにも、学校をはじめとした関係機関と継続的に連携し、環境調整を図っていくこととした。

援助の経過

母子ともに本件に対する「面倒くさいことになった」という思いや、「捕まりたくない」という気持ちがあったため、暴力の解消を目標として、定期の個別面接を実施することとした。面接では、問題行動や日常生活について振り返るなか、H自身が置かれた状況を客観的に見つめて今後の生活のあり方を考えていかれるように、少年事件の流れを含めて話をして、現在置かれた状況を認識し見通しを持って行動できるように働きかけたり、薬物乱用や異性交際などに関する指導を行う一方、各種心理検査を活用しHの理解に努めた。そして、問題意識の低い母子が来所を中断せずに自律性を持って今後について考えていかれるように、母子なりの考えや言い分、

その時々の気持ちを十分に認めた上で、現実との矛盾点やうまくいかなさを丁寧に取り上げていった。また、母子の了解の下、学校との情報交換を継続するとともに、児童相談所や警察署での過去の関わりを確認するなど、多機関連携も図った。
　面接を重ねていくうちに、暴力については、たとえば母親に叱られたりしてイライラている日に手を出していることが多いこと、Hは自分を恐がり距離を取ろうとしている相手に対して被害的な意識を持って暴力を振るっていること、暴力を振るうときは仲間が周りにいること、事後は焦りや罪悪感が伴うが否認していることなどが理解され、未然防止の方法を具体的に話し合うことができた。その後、Hは何度か他の生徒とトラブルになり、胸ぐらを摑んだり払いのけたりということはあったものの、相手を怪我させるような暴力を振るうことはなくなった。また、深夜徘徊や喫煙も徐々に減り、非行は一切なくなった。さらに、学校でも授業中に騒いだり抜け出したりすることはなくなり、球技大会や合唱祭では準備委員などの役割を与えられ、活躍することができた。
　面接では、母子の意識の変化や成長を大いに評価して伝えた。Hは、中学3年の秋には、「万引きとか喧嘩とかしている奴らはガキ。でも、前は俺が一番ガキだった」と口にし、「専門学校に行って手に職をつける」と目標を持つようになった。母も安心感を増し、学校も「母子ともに話せば分かるようになった。同級生もHに対して恐怖を感じる必要がなくなった」などと話した。
　卒業期、Hは先輩に暴走族に入るよう強く要求されたが、母と学校が協力して断ることができた。その後、Hが専門学校に無事進学できたことを確認して相談を終えた。

考察

　思春期の問題行動を扱う任意の相談機関における関わりでは、来談者との関係をいかに築き動機づけを行っていくかが重要である。警察の相談機関としては、権威・指導的な特徴を活かして枠付けを行い問題行動の抑止を図る一方で、保護者と少年が自律性を持って課題に対処していけるよう、支持・受容的な支援をしていくことが大切である。また、基本的に生活環境、交友関係が変わらないなかでの関わりとなるため、一朝一夕に問題解決に至らず非行を繰り返すケースも少なくない。保護者や関係機関との連携を密にし、状況に応じて的確な対応が取れるような体制を作ることも重要となる。

　本事例も、学校と警察の働きかけがなければ「相談」という土俵に乗ることはなかったであろう。母子ともに来談動機は低く、学校をはじめHを取り巻く関係者は、Hが変わること、暴力行為を減らすことは困難だと感じている状態であった。しかし、Hも母親も現状への危機感を持っていたことから、面接を通してさまざまな気づきを得て成長し、結果的に問題行動を改善することができた。また、Hの問題行動の解消には、母親や学校のHに対する理解が進んだことや、周囲のHを受け入れられない感覚が薄らいでいったことも関係しているであろう。課題が多い少年ほど、社会から孤立してしまいがちである。そういった少年が立ち直りのきっかけを得られるよう、少年や家族が利用しやすい相談環境や社会的資源を整えたり、**アウトリーチ型の支援**を実施していくことも大切である。

　　　　　　　　　　　　　（少年相談・保護センター少年相談員）

アウトリーチ型の支援
社会的なつながりから孤立している人、必要な公的援助に結びついていない人を発見し、情報提供や支援を実施するために、行政機関等の専門職側から積極的に働きかけを行う形態の支援。警察でも、過去に取り扱いのあった少年および保護者に積極的に連絡を取って支援につなげる「少年に手を差し伸べる立ち直り支援活動」を推進している。

事例8 少年サポートセンター 女子事例
――満たされなさからつながった福祉犯被害

キーワード サイバー補導｜児童ポルノ｜福祉犯｜強制性交等（罪）

ケースの概要

　中学2年女子のIは、インターネット上で卑猥な書き込みを繰り返し、複数の男性と性的な画像の交換や直接会うことを約束していた。これらの事実が警察の**サイバー補導**で発覚。Iは警察の聞き取りに対して非協力的だったが、Iが男の求めに応じて自撮りの画像（**児童ポルノ**）を送付していたことが判明したため、**福祉犯**の被害者として特定され、その後、立ち直り支援のために少年相談・保護センター（以下、「センター」）に引き継がれた。
　Iは大黒柱として企業に勤める母親、伯父、祖母との4人家族であった。母親はIの問題に対して、これまで手のかからない子だったのになぜこんなことになったのか分からないと混乱を訴えた。しかし、母親の了解を得て連絡を取り合った中学校からは、Iが頻繁に利用していた保健室でSNSの話ばかりするため、学校から保護者にIのインターネット利用について注意するよう要請していたことや、男子生徒から体型のことで悪口を言われていたこと、クラス内で浮いた存在になっていたことが報告された。

見立てと方針

　肥満体型のIは、学校の成績はほとんど5で言語的な意思疎通に全く問題はなく、言葉の選び方は慎重で、主

サイバー補導
児童が援助交際を求める等のインターネット上の不適切な書き込みを、サイバーパトロールによって発見し、書き込みを行った児童と接触して直接注意・助言等すること。

児童ポルノ
写真、電磁的記録に係る記録媒体その他の物であって、18歳未満の実在する児童の（衣服の全部または一部を着けない等の）姿態を視覚により認識することができる方法により描写したもの。

福祉犯
少年の心身に有害な影響を及ぼし、健全な育成を著しく阻害する犯罪のこと。具体的には、児童買春・児童ポルノ禁止法、児童福祉法、労働基準法、未成年者喫煙禁止法違反などの罪が該当する。

張も明確であった。

　来所当初は何も悩みはないとかたくなに主張するIだったが、面接を重ねるうちに、SNS上でしか居場所を見つけられない状態にあることを訴えるようになった。また、学校では他の生徒の宿題を肩代わりして嫌われないように過ごしていることや、一人でいると間食せずにはいられないこと、鏡が嫌いなことなどを語るようになった。自尊心が低く、対人葛藤時に自己犠牲的な対処方法を選択しがちで、心身両面のケアや学校適応の課題などがうかがわれた。

　高学歴の母親は職場では管理職として活躍しており、面接中のやりとりもスムーズであった。規範意識も高く、離婚後は異性との交際も友人との交友もほとんどなく仕事一筋に歩んできた。Iの体型には無関心で、Iのことはよく分からないと言いつつ自身の仕事については饒舌に語る母親からは、母性的な印象をほとんど受けなかった。そこで、Iに対しては担当者が自己犠牲的な関わりをしなくても離れていかない存在として、安心して自己表出できる場を提供し、一方で母親にはIとの関わりを増やすよう働きかけて安定した母子関係を構築させ、SNSでの交流と食べることで埋めようとしているIの寂しさを家庭の中で満たしていくことで、Iの再被害防止を図ることとした。

援助の経過

　はじめにIに画像送付の危険について説諭するなかで、送付した写真や過激な性表現とは裏腹に、Iの性知識は非常に乏しく、インターネットから得た曖昧で極端な知

識しか持っていないことが明らかになった。そこで、母子双方に対してインターネット上の書き込みや出会いから、誹謗中傷、つきまとい、**強制性交等**の被害に発展する恐れもあることなどを説いた。

　その後面接が進むなかでIが自身の抱える苦しさを訴えていったように、母親もIについて感じていた不安や後悔を少しずつ語り、涙を見せるようになった。そして、母子同席の面接で母親がIに対して優しい言葉をかけられるようになると、Iもまた、母親の前で泣いたり甘えたりするようになった。

　母子関係が安定してきたところで、母親はIを連れて週に2日スポーツジムに通うようになり、その往復や運動の合間に、学校生活や趣味などについて語り合うようになっていった。

　担当者や母親との間でも自己表出できるようになってきたIは、学校生活でも、やりたくないことをやらされるのは嫌だと主張して同級生と言い合いをしたり、女子生徒に声をかけて休日に遊びに行くようになった。中学校の先生はその変化に驚きつつも、Iの変化の積み重ねを担当者や母親に伝え、I自身にも細やかに声をかけ、それがIの自信につながっていった。

　Iはセンターでの支援が半年ほど経過した頃、以前に自分が男に騙されていたことを自覚し不安定な状態となった。しかし、面接の中で自分に起きたことを理解し、被害に遭ったことも含めて母親がIを受け止めていく姿勢を示した結果、安定を取り戻した。支援終盤では、IがSNSで連絡を取るのは学校の友人だけになり、自分の被害を「きっと寂しかったんだと思う」と振り返るに至った。

強制性交等(罪)
13歳以上の者に対し、暴行または脅迫を用いて性交、肛門性交または口腔性交(以下「性交等」という)をすること。または、13歳未満の者に対し性交等をすること。以前は被害者が女性に限定される「強姦(罪)」が存在したが、2017年7月に刑法が改正され、男性が被害者である場合、女性が行為者である場合も含まれることとなった。

考察

　福祉犯被害に遭う子どもが抱える背景はさまざまだが、日常生活の中でどこか「受容されていない」「居場所がない」といった感覚を持っている子どもは少なくない。そうした愛情への欲求不満や自信欠如などの苦しさを抱える子どもが、非現実的な対人関係の中で、自分のことを求めてくれていると錯覚し、被害に遭うことが多い。異性を心のよりどころとし、一見子ども自身が逸脱した性関係を求めているように見えても、正しい知識がなく成り行きでその関係から抜けられなくなっているだけの子どもも散見される。このような子どもへの対応では、自ら被害に近づいてしまう問題意識の希薄さへの指導的な働きかけとともに、子どもの抱える満たされなさを受容し、寄り添っていくことも重要である。

〔少年相談・保護センター少年相談員〕

事例9 児童相談所
── 万引きを繰り返す小5男児の事例

キーワード 触法通告｜児童福祉司｜児童心理司｜生活点検表｜継続指導

ケースの概要

　J君は小学校5年生の男児である。学用品や漫画本の万引きを同じ店で3回繰り返し、警察に補導された。警察署では補導が3回続いたこともあり、児童相談所に対し児童福祉法第25条による**触法通告**となった。

　通告書を受理した後、保護者に対し「来所のお知らせ」を送付すると、父、母、J君の3人で指定された日時に時間どおり来所した。**児童福祉司**が通告書に書かれた非行内容を確認すると、J君は「取った」「欲しかった」と短い言葉で答える程度で、会話が続かない状態であった。そこで、「男の子の絵を描いてごらん」と教示し、1枚の紙と鉛筆を渡すとJ君は幼い子が描くような絵を描いてくれた。父母からJ君の成育歴などを聞くと、「姉（中2）と比べると言葉が遅かった」「でも、保健センターの健診では何も言われなかった」「勉強が苦手なので『塾』に通わせているし、家でも宿題など母が見ている」「気になることは友達がいないこと、万引きを繰り返すこと」とのことであった。

　2回目の面接で**児童心理司**が心理検査を実施したところ、軽度の知的障害レベルの結果であった。児童福祉司が父母に心理検査の結果を伝えると「えー」と驚いたような反応を示した。

触法通告
刑法上、14歳未満の少年は責任能力がないとされている。しかし、補導した警察署長はその少年が要保護児童と判断した場合、児童福祉法第25条に基づき、児童相談所に通告し、児童相談所の調査、判定、診断が行われ、相談・支援が開始される。

児童福祉司
児童相談所に配置された専門職員で、子ども・保護者などから子どもの福祉に関する相談に応じ、必要な保護・調査・社会診断を行い子ども・保護者などに必要な相談・支援など行う。全国には平成27年度2,930人が配置されており、児童福祉司の資質向上のため平成29年4月から国が定める基準に適合する研修が義務付けられている。

見立て

　2回目の面接の間に、児童福祉司と児童心理司はJ君のケースカンファレンスの機会を持った。そこで、いくつかの仮説を考え、支援方針と役割分担を確認した。J君の万引きの背景に発達の遅れ、誤学習、衝動性の課題、自己肯定感の低さ、学習不振、友達からの孤立、保護者との関係不調などが考えられる。保護者に関しては、J君に対する障害受容の課題、J君への関わり方のバリエーションの乏しさ、などが考えられる。また、学校調整も必要ではないかとの意見が出された。

　そこで、児童福祉司は保護者の困り感に焦点を当て、J君が万引きを繰り返さないための工夫として**生活点検表**の活用、友達作りの社会資源・プログラムの提供、保護者の障害受容はじっくり時間をかけること、保護者に了解をいただき学校との情報交換すること、などの役割を確認した。また、児童心理司はJ君に対してプレイセラピーによる治療的関わり、認められる、褒められる体験を通して自己肯定感を育むこと、などの役割を確認し、親子並行面接を続けてみることにした。

援助の展開

　2回目の面接の最後に、児童福祉司から父、母の気持ちは尊重しつつ、J君が「悪いことを繰り返さない方法を考えましょう」と提案し、定期的な**継続指導**（通所指導）となった。母親に、J君の「生活点検表」を毎日チェックすることを課題とした。「生活点検表」は児童福祉司、J君、母と三者で話し合い、①朝、7時に起き

児童心理司
児童相談所に配置された心理の専門職員で、子ども・保護者などの調査・判定に基づき心理的な支援、発達に関する相談・支援などを行う。また、子ども虐待などで心に傷を負った児童へのカウンセリングなども行っている。平成27年度全国で1,290人が配置されており、平成31年度までに450名程度の増員を目指す予定である。

生活点検表
子どもの指導に際して用いられるツールの一つである。具体的な行動改善や親子関係の修復にも役立つ。好ましい行動や褒められる体験を増やし、結果的には好ましくない行動の改善を目標としている。

継続指導
児童福祉法第26条第1項に基づき、児童相談所が相談・通告を受けた子どもなどに対し調査・判定の結果、在宅での支援・指導が必要であると判断された場合、児童相談所の事務所などに通わせ、児童福祉司などが親子を含めた定期的な支援・指導を行うこと。

ることができる、②自分で学校の用意をして登校できる、③担任の先生に連絡帳をチェックしてもらうことができる、④担任から出された宿題ができる、⑤夜、9時には就寝できる、などの5項目とした。また、J君が学校で無理なく過ごすことができるように、保護者の了解を得て小学校訪問を実施した。小学校の担任はJ君の「学習の遅れ」などが気になっていたようで、心理検査の所見や「生活点検表」のことを伝えると、学校としても配慮や協力していきたいとの反応であった。

　3回目以降は、母とJ君の二人での通所となった。毎回、児童福祉司は「生活点検表」を確認し、約束が守られていたら「褒める」ことを続けていった。そして、3回続けて守れたらポイントアップで、「遊びの時間（児童心理司によるプレイセラピー）」を増やすといったルールを付け加えた。J君は、「認められたい」「褒められたい」思いが強い子で、「生活点検表」の効果が出てきて、「盗む」といった悪い行動はなくなっていった。「友達がいない」といった課題は、遊び相手の学生ボランティア派遣制度を紹介し、月2回程度の訪問活動とグループワーク（キャンプなどのレクリエーション活動）への参加もできるようになった。

　母は定期的な面接を続けるなかで、J君の「学習の遅れ」を受け止めることができるようになり、中学校進学を機に特別支援学級への通級も受け入れるようになっていった。この時期、2度目の学校訪問を実施し、関係する教員とカンファレンスの機会を持ち、J君の学校でのより細やかな支援と中学校進学に際しての特別支援学級の通級などを依頼した。そして、児童相談所の通所は終了とし、地域での学生ボランティアによる訪問指導、グループワーク中心の指導に移行していった。

考察

　児童相談所は児童虐待対応の専門機関と思われがちであるが、本来は子どものあらゆる相談・通告を受ける、子どもの健全育成の専門機関である。非行相談は減っているものの複合的な課題を抱えた事例が多く、児童相談所でしか対応できない事例もある。

　J君の事例では、万引きという触法通告を機に親子がつながり、J君の生きづらさ、保護者のJ君の育てにくさに向き合い、多職種連携による支援で親子が共に成長していくことをサポートすることができた。学校調整や学生ボランティアの活用も重要な役割を果たしている。また、「生活点検表」を「……しない」ではなく「……できる」にしたことで、J君の自己肯定感を育み、母のJ君への関わり方のバリエーションを豊かにすることにつながったと思われる。

　子どもの非行は「子どもの生きづらさのSOSである」と言われる。触法通告という社会的な枠組みを活用して、子どもの課題解決に親子、学校などを含めた地域社会と共に支援できるのが児童相談所の強みであると考える。　　　（渡邊忍）

参考文献
渡邊忍 (2007-2011)「親・子に役立つ非行相談援助法①〜⑧」『そだちと臨床』3-10, 明石書店．

第Ⅰ部 事例編／第3章 福祉施設

事例10 児童自立支援施設 男子事例
　　　　　──見守られるなかでの前向きな衝突

事例11 児童自立支援施設 女子事例
　　　　　──愛着関係の問題に加え、性虐待が隠れていた女子児童

事例12 児童自立支援施設 性加害治療
　　　　　──生活での育ちに軸足を置いた支援

事例13 児童心理治療施設 小学生事例
　　　　　──"反省する"がまた繰り返してしまう多動性障害を抱えた児童

事例14 児童心理治療施設 中学生事例
　　　　　──強い自己否定を抱えながら非行行動を呈した女子

●改善が見込めない非行や家庭で虐待を受けているなど子どもが家庭、地域にいられない場合は、児童相談所が主に児童自立支援施設に措置を決める。心理的、精神的な問題が大きく、精神的に脆く、孤立している子どもで治療が必要な場合は児童心理治療施設の措置も行われるが、昨今は、被虐待の影響や発達障害の傾向などで心理的問題を抱える非行少年も増え、どちらの施設に措置するかを悩むケースも多い。子どもは地域から離れ職員や他の子どもたちと共同生活をしながら支援を受けるが、児童心理治療施設の方が入院治療に近く個別支援の傾向が強く、児童自立支援施設は子ども集団の力を利用した支援の傾向が強い。両施設とも、非行を行った場から離れることでリセットし自分を振り返ることができるが、地域に戻っていくときの課題もある。

●事例10、11、12は児童自立支援施設の事例である。事例10は、非行グループに入り家出を繰り返した中学生男子の事例で、施設の行事や生活の中で自信をつけ、面談を通して素の自分を見つめ直せた事例である。事例11は、家出や不純異性交遊等を繰り返した中学生女子の事例で、心理職と自分の意見を伝える方法などについて考えるなかで、性的虐待を告白した。性被害の心理教育を行い、退所後の支援の場も用意して退所した事例である。事例12は、性加害治療を行った中学生男子の事例である。性加害行動につながった本人の躓きとニーズを一つひとつ支援者が紐解き、子どもの日常が適応に近づくよう、さまざまな職種が集まり共通認識をした上で支援した事例である。

●事例13、14は児童心理治療施設の事例である。事例13は身体的虐待を受け、多動、衝動性の問題から服薬調整の入院を経て入所した小学生男子の事例である。小学生の間に施設内の生活で自信をつけ施設から地元の中学校に通い始めたが、刺激に翻弄され逸脱行動を繰り返すようになった。家族調整も難航し、問題を残したまま家庭に戻った事例である。事例14は、ADHDや解離症状を抱え家庭内暴力、深夜徘徊を繰り返した中学生女子の事例である。真面目になるという入所動機を支えながら、抱えていた恐怖や不安を表出できるように支援し、問題行動はなくなったが、家庭の調整が難航し施設から高校に通っている事例である。ともに、地域に戻っていくことの難しさが示されている。

(髙田治)

事例10 児童自立支援施設 男子事例
―― 見守られるなかでの前向きな衝突

キーワード 児童自立支援施設｜非行｜コンサルテーション

ケースの概要

> **児童自立支援施設**
> 不良行為をなし、あるいはなす恐れのある児童、家庭環境その他の環境上の理由により生活指導等を要する児童を対象とする児童福祉施設であり、全国に58施設存在する。

　10月初め、中学校1年生の男児であるKが児童自立支援施設に入所してきた。目つきは鋭く、説明等で対応した男性職員の言うことは聞き流すが、同行した児童相談所の女性の担当職員にはぶっきらぼうながらも笑顔を交えて話していた。

　Kの実父母はKが2歳のときに離婚し実父が親権者となり、実母とのその後の交流はない。実父は長距離トラックの運転手として忙しく、Kの養育は同居していた父方祖父母がおおよそ担っていた。祖父、実父は人に迷惑をかけた場合には体罰も辞さないという養育方針であり、Kに厳しく接することが多く、Kは穏やかな祖母と過ごすことを好んだ。

　Kが5歳のとき、実父が同じ会社の女性と再婚することとなりKと共に他県に転居する。Kが小学校2年生時に異母弟が出生した。継母はもともと言うことを聞かないKに困惑と抵抗感を持ち、異母弟出生後はそれが顕著となる。Kからの反発もさらに目立つようになる。実父は小学校4年生のKを連れ、再度祖父母宅に転居し、その後ほどなく協議離婚が成立した。

　学校では繰り返し忘れ物の多さや落ち着きのなさを指摘されていた。力が強く、運動、特に走ることが得意だったものの、転校の影響もあり特定の友人はおらず、他児からは乱暴者として敬遠されていた。他児に摑みかかり相手が怪我をしてしまうことも多く、その都度祖父

母が謝りに行っていた。

　中学校に進学すると交友関係が変化し、年上の非行傾向のあるグループに混ざり夜な夜な遊びに出かけるようになる。父をはじめ家族はKに対して厳しく関わるものの、Kが反発し喧嘩となり家を飛び出すということを繰り返す。怠学、家出、夜間徘徊等が急速に進み夏休みには学校への侵入、窓ガラスの破損という事件があり、Kが関わったことが発覚する。一時保護所での行動観察を経て、児童自立支援施設への入所が妥当との判断がなされる。家族は関わりに限界を感じていたこともあって施設への入所に同意し、K本人は抵抗を示したが、児童相談所の担当や祖母に説得される形で施設入所に同意する。

> **非行**
> 違法行為、あるいは反社会的行為のこと。少年法においては、青少年による犯罪行為、触法行為、犯罪を行う恐れがある状態（虞犯）を総称して非行という。

見立てと援助方針

　幼少期からの不安定な養育環境、特にたび重なる主たる養育者の変更と転居、そして母親的存在との不安定な関わりの影響は大きいものと思われる。大人への不信は顕著で、甘えと反発が混在して表される。繰り返される反発と大人からの力による抑制がKの家族像や自己像の獲得に影響し、思春期になり行動上の問題に発展した。同年代との交友の少なさから非行を介したつながりをK自身が求めていった面もあろう。

　本人の落ち着きのなさなどの特徴について、生来の障害特性によるものか、環境上から生じたものなのかは、双方混在している可能性を考慮しつつ施設における生活の安定を図りながら継続的に見極めを行っていくこととした。

いずれにせよ、自己肯定感の低さに加え、対人関係上の困難があり、特に大人の男性や同級生との関係には良い記憶はなく苦手としていると思われる点、逆に年上や女性には反発を見せながらも比較的素直さを見せやすい点などを今後の施設での生活で留意・確認していく点として職員間で共有した。

援助の経過

入所当初は周囲をうかがうような目つきはあるものの目立った反発等はなく過ごす。およそ1年早く入所していた1学年年長のLが生活のあれこれを教えKの世話を焼く。Kも素直に応じ良好な関係を築くことができ、集団にも受け入れられた。その際、体を動かすことの得意さ、特に足の速さで施設内の運動会において目立つ機会があったことも良い方向に作用したものと思われる。慣れるにつれ職員に対して挑発的な態度を示すことはあったが、年配の女性職員からの声かけには比較的素直に応じていたことが初期の適応に大きく寄与した。

4か月ほど経過した頃、新たに入所してきた同学年MがKからの言葉かけに反発し、挑発してきた際に、暴力を振るってしまう。制止する職員に対しても興奮と反発を強め、さらに怒りを見せた。興奮が冷めるまで個室でクールダウンを図った上で改めてKに説諭と指導を行う。どのような事情があれど、暴力という手段は許されることではないことを説く担当職員に対し、相手が挑発してきたのが悪いという論理にこだわり、一向に理解は深まらない状態であった。ただし、暴力という手段については、一貫して認めない姿勢の職員に根負けする形

で、Mに対し「殴ったことについては悪かったと思う」と謝罪した。

　本児の理解の深まらなさに違和感と困惑を抱いた担当職員が、Kと話した上で心理担当職員に定期的な面接を依頼する。K本人も「ゆっくり話を聞いてもらう時間」として受け入れたことから、心理面接を開始する。趣味の話や日常場面で感じた楽しかったことや腹の立ったことなどを語ることから始め、日々の生活の振り返りをする機会とした。

　その後も、日常場面では暴力まではいかないものの、他児からの挑発やからかいに瞬間的に激昂することを繰り返す。そんな折、それまで良好な関係だったLとの間で口論となり、突発的に胸ぐらを摑んでしまうということがあった。事情を聴く職員に対し、自身が育つ過程で受けた躾、体罰とどこが違うのか、という疑問を涙ながらにぶつけることがあった。「暴力は許さない」という関わりは続ける一方で、寮担当職員との個人面接の時間を確保し、疑問や自分の考えを話す時間を設けた。同時に心理面接では、特に過去の体験や感情の言語化に取り組み、生活で感じていることと過去の体験をつなげることを試みた。

　他児とのいさかいが生じるたびに、徐々に自身の何が悪かったかをその場にいる職員に尋ねることができるようになる。結果として過度に感情を高ぶらせることなく、落ち着いて対処できることが増える。それに伴い周囲からの評価も得られるという好循環が生まれていった。

考察

　児童自立支援施設の方法論は、衣食住および関係性が安定した環境の中で、ごく当たり前の生活を積み重ねることに集

約される。その主軸は、障害やできないことに着目して改善する・治療することよりも、できることやごく当たり前の側面に焦点を当てることにより、安定した関係性を得ることにある。見守られるなかで安全に失敗や衝突を経験することで、子どもが自ら学び成長することに期待する施設だといえる。

　心理担当職員には、自身が心理面接など直接的な支援を行うことのみならず、子どもが周囲の資源からの支援を得やすいようにするという間接的な支援を積極的に行う姿勢が望まれる。具体的には子どもの特徴や特性などの情報を生活支援に活用しやすいよう職員間で共有し連携しやすい体制とすることや、寮担当職員の感じる違和感などに着目し適時**コンサルテーション**を行うことは、子どもの健全な成長に資するため有用である。

　子どもにとって、施設に入所することは、今までの生活から切り離されてしまうというショックを伴う経験である。一方で、地元から離れ、過去を知っている人が少ない集団の中で、しがらみから離れ素の自分として過ごし直すための場として機能し得る側面もある。見張られるのではなく、見守られる環境の中で、子ども自身が自分の人生を歩んでいく覚悟の端緒を摑むことを目指し、生活担当職員や心理担当職員、そして子ども自身が有機的に連携しながら、日々を重ねていくのである。

(小柳紘介)

> **コンサルテーション**
> 対象と関係の深い専門職・援助者に対し自身の専門性から助言や意見を述べ、対象や課題について検討を深めることにより、間接的に対象の支援に資する支援技法。

事例11 児童自立支援施設 女子事例
――愛着関係の問題に加え、性的虐待が隠れていた女子児童

キーワード 不適切な養育｜愛着（アタッチメント）｜アサーティブ｜
性的虐待の影響｜心理教育

ケースの概要

　7月、県立の児童自立支援施設に一人の女子児童が入所してきた。Nは中学2年生で、入所前は母と3人の異父妹と共に暮らしていた。

　Nの母はNの父と離婚した後に結婚離婚を繰り返し、Nにとっては父親が何度もできてはいなくなった。一番下の妹の父親と別れてからは母子家庭となり、母はそれまで以上に仕事で家を空けがちになった。Nは家事や一番下の妹の面倒を見ることが多く、そのため学校は休みがちであった。徐々に勉強についていくことが難しくなり、中学で入部した部活動は退部して、さらに学校を休むようになっていった。同じように学校へ登校していない先輩とのつながりができたことをきっかけに、無断外泊や家出、インターネットを通じて知り合った男性との不純異性交遊等が始まった。

　無断外泊時に関わることとなった警察官からの勧めもあり、母が児童相談所に相談し、親子で通所指導を受けた。母だけでなくNも話を聞いてもらい、ケースワーカーから母へ本人の思いも伝えるというやりとりを経て、一度は本人も先輩との関係を断ち、学校へ登校する約束をした。しかし数か月後、再度Nの無断外泊や不純異性交遊等が始まったことから、Nは児童相談所で一時保護され、児童自立支援施設に入所となった。

　入所後のNの生活は、基本的に本人自ら大きく逸脱することはないが、周りに流されやすく、他の入所児童

の誘いで無断外泊をしてしまったり、施設内で禁止されている恋愛の仲介をしてしまったりするという違反行為が見られた。また、人との距離が近く、注意を受けることも多かった。本人としては、本当は嫌だと思っていても言えない、ということが実は多く、ストレスを溜めて不安定になりやすいため、精神科医からの処方もされていた。

　Nの診察をしていた医師から、本人への心理療法をしてみてはどうか、との提案があり、話し合いの結果、施設の心理職との面接を開始することとなった。

見立てと診断

　Nへの心理療法導入についての話し合いで、出たこととして、本人の流されやすさ、嫌だと言えない、断れないところに加え、人との距離の近さ（特に男性）や、インターネットを通じて男性と会うことの危険性をあまり感じていないところなどがあり、入所中の生活だけでなく、退所後の生活の心配も含めて関わっていく必要があると考えられた。

　心理職は、N本人の困り感である人間関係のストレスやその対応方法と、本人の希望である「家へ帰るための準備」について取り扱うことを第一としながら、Nの人との距離感の問題や男性との関係の持ち方についても話をしていくこととした。

　Nのこれまでの生活歴で、父は何度も変わり、関係が安定せず、母は家を空けがちで、家事育児をNが母の代わりにしてきたこと等から、**不適切な養育**があったことが考えられ、その中できちんとした**愛着**関係が築けな

不適切な養育
チャイルドマルトリートメント。強者としての大人と、大人の養育がなければ生きていけない弱者としての子どもという権力構造を背景とした、子どもへの重大な権利侵害。

愛着（アタッチメント）
特定の人と人との間に形成される、時間や空間を超えて持続する心理的な結びつき。養育者との間でこれが形成されることで基本的信頼感や安全感を形成していくといわれる。
（→ 47 ページも参照）

かった可能性があると考えられた。そのため、N自身が自分のことを「大切な存在」と感じてこられず、人の目を気にし、「その場にいていい存在」であろうと周りに合わせ、そうすることでこれまで生きてきたのではないか、と考えられた。人との距離感については、本人から話が出たことはないが、何かしらの性被害の可能性も考えて関わる必要があると考えられた。

　生活場面で接する寮職員や教職員には、これらの点を伝え、良くないことは注意しつつも、なるべく本人の話を職員からも聞く、本人は大切な存在であるというメッセージを伝える、Nが自信をつけられるような声かけを多くする等の配慮をしながら関わること、人との距離については、日常のやりとりの中でも適切な距離について話をすること、性被害の話が出る可能性もあるため、注意して話を聞くよう提案した。

　母との関係については、関係改善のためにNの行動の背景を理解してもらうことが必要と考え、児童相談所の職員が定期的に母と面接をすることとなった。

援助の経過

　Nはさまざまな行事や生活の中で「できなかったことができるようになる」という体験をし、少しずつ自信を持てるようになった。なかでも、全く泳げなかったNが泳げるようになったことは、とても心に残る出来事となった。また、そういったなかで、本人の方から寮職員や教員へ相談することも増えていった。

　心理職との面接の中では、対人関係で困ったときに相談する方法や、**アサーティブ**に自分の意見を伝える方法

アサーティブ
アサーション（自己表現）トレーニングの考えから。攻撃的でもなく、非主張的でもない、自分も相手も大切にした自己表現。

について一緒に考えた。また、家に帰る準備について話をしていくなかで、Nのこれまでの家庭での状況や様子について、過去の父母の性行為の目撃について、本人にとって3番目の父親（異父妹の実父）からの性的な接触があった（性的虐待）ことについても語られた。心理職は本人の話を聴き、本人は悪くないことを伝え、**性的虐待とその影響についての心理教育**を行った。さらに、今後のNの安全の確保（異父妹の父親であるため、今後も接触の可能性があった）のために、この件については寮職員や児童相談所職員にも相談したい旨を伝え、Nの許可を取って連絡した（性的虐待の件は、児童相談所職員から母へ伝えられ、母は3番目の父親とNとの接触はさせないことを約束した）。

心理職は、面接をしていくなかで出たNの母への思いを母へ伝えてはどうかと提案し、児童相談所職員に、関係改善に向けた話し合いの中でNが話せる場の設定等の援助を依頼した。話し合いの中でNの思いを聞いた母は、これまで聞いたことのなかったNの気持ちが聞けたこと、Nが話せたことに驚きと変化を感じ、これまでNに何かを聞いても反応が返ってこず、困っていたこと、こうやって話をしていけたらいいと思っている、ということをNに伝えた。また、Nの言葉を大事に考え、今後の仕事の仕方についても見直していく、と約束した。その後も退園に向けて、家族全員が安心して生活できるための話し合いを行い、中学卒業時に退園することが決まった。

退所前の心理職との面接で、Nは入所時に比べ落ち着き、自分の気持ちや困ったことを伝えることの大切さを感じられるようになったが、それでも友人関係ではうまく思いを伝えられないこともあり、退所後の心配の一つ

性的虐待の影響
虐待を受けたのは、自分が悪いからではないか、などの自己イメージに関する影響のほか、性化行動（年齢的に不適切な性的関心や性的行為を示すこと）などの行動面や対人関係の取り方についての影響などさまざまある。

心理教育
病気、障害、その他の問題を抱える本人、家族に対し、問題についての必要な知識や情報、対応方法を伝える教育。

であると話した。本人が相談できる場として、N が戻った家族のフォローをする場として、児童相談所への通所を退所後も継続することとなり、当面の間は精神科への通院も継続した方が良いと判断され、通院先も決まった状態で N は退所した。

考察

　N の成育歴から、虐待を含め適切な養育を受けられずに育ったことから、愛着関係に問題が生じていたものと思われる。背景には経済状況や保護者自身の養育環境等、いろいろなものがあると考えられるが、保護者自身も子どもとの関わりに困難を抱えていたところもあったと思われる。本事例は親子に再度一緒に生活する希望があり、それに向けて両者がより良い関係になれるよう、関係職員も協力して関わることのできた事例である。

　N は施設で職員に話を聞いてもらい、自分の思いを受け止め対応してもらえるというような関わりの体験を積み重ねたことが、人への信頼感や自尊感情を持つきっかけとなり、母に対しても自分が話をすることに意味があると考えられるようになったのだと思われる。また、安心感・安全感が持てたことから、性的虐待体験についても語ることができたと考えられる。

　もともとの不適切な養育に加えて性的虐待があったことにより、N の自尊感情の低下や愛着関係の問題、人との距離感の問題を含めた対人関係での困難さはさらに強まり、性非行につながっていったものと思われる。虐待で悪いのは自分ではなく相手であること、性的虐待の影響で生じる問題などを心理教育の中で知ることで、自身に起きたことと今の自身の行動を理解したことも、N が落ち着いたことの一因と考えられる。

また、心理職との面接で、母との関係をN自身が振り返り、母へ伝える、という形で、整理できたことも、Nが落ち着いて今後を考えていく助けになったものと思われる。

(佐藤美空)

参考文献

奥山眞紀子(2010)「マルトリートメント(子ども虐待)と子どものレジリエンス」『学術の動向』15(4), pp.46-51.
西澤哲(1994)『子どもの虐待——子どもと家族への治療的アプローチ』誠信書房
平木典子(2009)『改訂版 アサーション・トレーニング——さわやかな〈自己表現〉のために』金子書房
増沢高(2009)『虐待を受けた子どもの回復と育ちを支える援助』福村出版
増沢高(2011)『事例で学ぶ 社会的養護児童のアセスメント——子どもの視点で考え、適切な支援を見出すために』明石書店

事例12 児童自立支援施設 性加害治療
――生活での育ちに軸足を置いた支援

キーワード （子どもの）性加害治療｜（性加害を行った子どもへの）性教育｜
（子どもの性加害の）アセスメント｜（性加害が関わる）家族への関わり｜
要保護児童対策地域協議会｜被害者感情の理解

ケースの概要

　地域で性加害行動を複数件起こし、児童相談所による一時保護を経て児童自立支援施設に入所となった中学校1年生男児（Oとする）のケースである。

　Oの性加害行動の対象は自分より年齢が低い小学生の女児であり、この子と決めて声をかけ、あらかじめ知っていた人気のない場所に誘い出し、体に触る、舐めるなどし、逆にそれを自分にするよう強要することから始まった。このような計画性のある加害行動を半年間で15件近く行ったとされているが、明らかになっていないものもあるという。被害女児は10人くらいとされている。Oの家族は、本人がそれまで問題行動を起こしたことがなかったので非常に驚いている。特に母親は現実を受け止められず、現在も混乱しているが、父親は最初こそ驚いていたがその後は淡々としていて、父母の間での捉え方のズレを感じる。

　第一子として出生したOは、幼少期からおとなしい性格で、引っ込み思案であった。保育園でも他の子と外で一緒に遊ぶというより、一人屋内で遊ぶことを好んだ。三つ年下の弟がいるが、Oとは正反対で、活発な性格であった。父親は男として強くあってほしいという本人への期待から、運動を強く勧めてきたが、Oはその期待になかなか応えられなかった。勉強への期待にも応えられなかった。

　小学校低学年のときは適応しているように見えていた

（子どもの）性加害治療
生育歴を含めた問題行動の生成プロセス・本人の状態像の理解、重症度の評価、介入としては、アセスメントに基づいた日常生活における介入と治療面接の並行実施、家族・地域を含めた支える環境の整備、その後のフォローなどが有効である。子どもの性加害行動の再発率は、適切な介入を行えば必ずしも高くはないといわれる。日本ではまだ調査研究等がないが、今後、適切な介入を行うためには必要不可欠である。

が、高学年から、少しずつ勉強面、対人関係面において躓きが見え始め、小学校5年生のときには何度か腹痛を訴え学校を休むことがあった。中学校に入学すると、これまでの対人関係が大きく変化する。小学校のときには特定の友人がいたが、中学校に入り離れ離れになっていた。さらにクラス内ではいじめが始まり、本人もその渦中に巻き込まれることになる。いじめるか、いじめられるかというシビアな関係の中で緊張しながら過ごしている時期が半年以上続いた。もともと対人関係に躓きがちなOとしては、必死であった。家族に相談したいが、うまく説明しきれず、結果的に父親からは「強くあれ」というメッセージを受け取るだけであった。

施設入所時の家庭の印象としては、「ごく普通の共働き家庭」という印象であったが、次第に父親から母親への強い物言いが多く、Oはそれを見て萎縮していたということが分かってきた。

Oの性的な知識の情報源は、自宅で一人見ていたインターネットである。パソコン等には父親が見ていた、偏りのある性的な内容を含む画像が入っていたという。Oには性の知識や価値観等に偏りがある可能性を頭に入れ、**性教育**の計画も立てることとした。O本人の直接的な性被害は明らかになっていない。

見立てと診断

まずは、Oの性加害行動がどのような要素をもって構成されているか、つまりOに特徴的な性問題を把握し、日常とどうつながっているかを把握すること（アセスメント）に努めた。入所後しばらくして、Oの特徴的なあり方

（性加害を行った子どもへの）性教育
性加害行為を行った子どもには、性的な知識の少なさ、部分的な理解、歪み、また価値観の偏り、歪みがある。ひと言で言うと、誤学習ということになろう。まずは、本人の知識や価値観のあり様を確認し、その上で、身体感覚、身体観、距離感、境界、対人コミュニケーション、男女関係（男女観）、親密性等について、考えていくこととなる。

（子どもの性加害の）アセスメント
性加害行動のアセスメントには、①性問題行動そのものの特徴、②日常生活における躓き、③背景情報（生育歴、家族歴、学校・地域での様子等）といった視点をもち、その子どもの発達のプロセスを追い現状を把握すること、ニーズの所在の把握、それらがどのように性的問題行動と絡み合っているかを理解する。より包括的で詳細なアセスメントが、性加害行動の治療には有用である。また、性加害を行う子どもについては、関わっていく時間の中で見えてくることが多いため、アセスメントは絶えず更新し、それに応じた介入をその時々に検討していく必要がある。

が分かってきた。大きく目立つ行動をするわけではなく、何を考えているかは見えづらいが、よく見ていると、できないこと、分からないことへの不安があるようで、混乱している場面があるかもしれないという話が生活職員から出てきた。気持ちが前面に出るわけではないが、内面では揺れやすいことが予測された。しかし自身の感情を適切に表出できているようには見えず、過剰にコントロールしている印象を受けた。一方、生活職員の目の届かないところで、弱い者へは強い態度になるという情報が他児から出るようになった。

　次第に出てきた生育歴に関わる情報として、Oは家庭で、「できないとダメ」「強くないとダメ」といった期待の中で、窮屈な感覚を持ち続けてきた。父親から母親への暴力もあるということであった。そんななか、いつもイライラしたり、怖がったりしていたという。そのような中では感情の認識とコントロール、共感性もうまく育たなかったようである。あらゆる領域で自信が育まれず、対人関係は次第に難しくなってしまった。本人には有能感も、所属感もなかったことが想像される。

　Oの日常におけるテーマは、抑制的であること、自分の感情状態の認識、共感性の欠如、そこから生まれる対人不適応感であると見立てた。それらが性問題の背景にあると仮説を立て、これらを日常生活で注目して扱うことを、まずは治療プランとした。性問題については、知識を確認し、自身が行った性的加害行為をどう思っているかというところから扱っていくこととした。

援助の経過

最終的に自身が行った性加害行動を見つめられるように、安定した生活、本人にとって快体験になることを優先することを前提とし、①できることを一つでも見つけ、安定して継続的に評価される体験を増やす、②不安、イライラなど本人の苦手な感情に動きがあったとき、それをできるだけその場で適切に認識し、表現、解消できるようになるよう支援する、③対人関係上のトラブルが表面化しにくい子なので、ちょっとした躓きでも何かあれば支援者が確実にキャッチし、本人とじっくり振り返る、④時期がきたら家族への思いを整理し、家族と共有する、⑤本人との関係調整に向け、面会などを通して**家族への関わり**を続け、家族のニーズの把握をする、⑥児童相談所など関係機関と退所時期、退所の仕方について検討を始める、そして最終的な段階で⑦性加害行動を振り返り、被害者について、性的な知識、性やジェンダーの価値観について等、深めていくことにした。

心理士の関わりも、まずは日常の安定を目標にし、日常の様子をO、生活支援者と話し合い、見えにくい課題に焦点化し、振り返りを行っていくこととした。同時に、生活職員と協働し、家族とはOについて考えていること、今回の事案についてどう思っているか、今後のことで思っていること等を話し合いながら、本人、家族のニーズを確認し、今後の家族調整に向けて話を進めていった。児童相談所等の関係機関にも適宜情報提供を行い、**要保護児童対策地域協議会**の枠組みでの関係者会議を開催してもらい、いずれやってくる地域復帰へ向けての話を進めていった。⑦については、最終的な段階であるので、内面が成長し、扱えると判断した時点で扱って

（性加害が関わる）家族への関わり

性加害を行った子どもの家族は、さまざまな状態像がある。ショックで整理ができない家族、なかったことにしようとしている家族、淡々としている、あるいはあまり気にしていない（そう見える）家族等々さまざまである。個人内にも夫婦間にも、それらの要素が家族内に入り混じっている場合もある。支援者側はそういった状態像を的確に掴み、家族が子どもを支えていく中心となる人として、一緒に子どもを改めて理解し直し、主体的に関わりを持てるようエンパワーしていく。家族の子育て観、家族内の暴力と性に対する価値観も掴み、同時に地域に家族を支える仕組みも作っておく必要がある。

いくこととした。

入所1年が経つ頃には、生活面での課題が少しずつ改善してきた。本人もさまざまなことを意識化するようになり、素直な表現が出てくるようになった。対人関係においても変化が見え始めた。その時期に、Oから家族への思いが表出された。「（親からの期待に応えるよう）頑張っていたけど無理だと思っていた。苦しかったけど言うこともできなかった。実は小学校4年生のときいじめもあったとき、助けてほしかった」という思いをようやく口にした。これをOの了解を取った上で家族に伝えた。この時期から、生活職員、心理士が間に入り、O本人の思いを家族に伝え、家族の思いをOに伝えることを繰り返し行った。Oの家族への思いは少しずつ変化し、家族もOのイメージに変化が出てくる。

1年半が経つ頃、Oの口から「加害行為をもう1回考えてみたい」との話が出る。これまでも何度か面接で扱ってきたものの、そこまで深まるものではなかった。この時期から、加害行動そのものについて、なぜそれが起きたのかについて、被害者とその家族の感情（被害者感情の理解）について一緒に考えていった。理解できることが増え、同時に苦しむことも増えたが、しっかりと自分のことを受け止める覚悟も生まれてきた。

入所2年が経つ頃、被害者が地域にいるため、本人も納得の上でOは元の地域には戻らず、全寮制の高校に進学することになった。Oから、被害者に謝りたいという思いも出たが、地域の情報では、被害者はとても接触することはできない精神状態であるため見送ることとなった。Oにそれを伝えた上で、実際には渡すことのない被害者への手紙を書いてもらった。また、施設退所直前には、O自身から家族や関係機関に向けて、自身が

要保護児童対策地域協議会
児童福祉法第25条に定められたもので、市区町村が事務局となり運営する、多機関協同による要保護児童、要保護家庭、特定妊婦等の支援を行っていく協議会。地域で子どもと家庭を支える仕組みとしては有用。

被害者感情の理解
被害者感情の理解は、非常に重要な点でありながら、最も困難なことであるとも言える。そもそも、そのような深い共感性を持ち合わせていたら加害行為などには及ばなかったであろう。そういった視点で捉えると、そのような共感の能力を持てるような介入をしていく必要があり、そこにたどり着くためには自己の感情認知から始め、人の気持ちを考えること、他者の表情を読み取ること、などといった基礎的なトレーニングが重要である。

> 行った加害行為について、被害者に対して思うこと、なぜ行ったのかなどの自分のこれまでの思いやこれからの決意等を伝える機会を設けた。
>
> 　退所前後に児童相談所だけでなく、学校や地域にも心配な点等を伝え、本人が問題を起こさないですむような状況を構築しようと試みた。退所後、施設としてはOの通所という形で本人、家族へのアフターケアを行うこととし、入所支援は終了した。地域については、児童相談所や学校等へしばらくは施設としての支援を行うこととした。

考察

　本事例では、一般的に知られているような性加害治療プログラムをそのまま行っていない。性加害を行った子どもへの対応として必要なものは、性加害行動につながった本人の多層的な躓きとニーズを一つひとつ支援者が紐解き、少しでも子どもの日常が適応に近づくよう、さまざまな職種が集まり共通認識をした上で支援することである。最終的に本人が主体的に生き、自らの問題点もしっかりと見つめられるよう支援することが目標となる。もちろん、性加害行動を扱うことになるが、日常のレベルによって差が生まれる。子どもの性加害行動への対応は、これを忘れないようにしたい。加害者に関わる者は、常に被害者の視点を持ち続けることを忘れてはならない。

(相澤林太郎)

事例13 児童心理治療施設 小学生事例
―― "反省する" がまた繰り返してしまう多動性障害を抱えた児童

キーワード 児童心理治療施設｜一時保護所｜多動性障害｜見捨てられ体験｜施設内学級｜生活場面面接｜自己と社会性の発達

ケースの概要

小6男児（P）。Pの背中、腕にあざがあるという近隣からの虐待の通告があり一時保護の後、**児童心理治療施設に入所**となる。

5歳のとき、母の浪費が主な原因で父母が離婚し、父に次姉と共に引き取られ（長姉は母のもとへ）、父方祖父母の住む実家で暮らし始める。Pたちには何の説明もなく、母とはこの日以来会っていない。小2の頃から授業中の抜け出しや他児とのトラブルが多くなり、高学年になると級友の家からゲームや自転車、お金を盗る、家から高額金銭持ち出しをしてゲームを買うなど、問題行動が頻発。父は仕事で家にほとんどおらず、父方祖母がこの問題に対応するが、家から閉め出す、棒や物差しで叩く、つねるなど叱責からの身体的虐待に至る。虐待通告された後、父は児童相談所に行き、このような祖母と本児を離すため、実家を出て父子での生活環境を整える意向を示し、父子の生活を始めるまでの間の施設入所に同意、一時保護となる。

一時保護所での4か月の生活においては、「学習」時間には集中が長く続かない、他児とのトラブルが多い、大人の指示に対して悪態をついたりするなどの問題がある。主に衝動性の問題から医療機関を受診し、服薬調整で入院し、薬を処方されるとトラブルが減少し、問題性は小さくなった。2か月の入院を経て、施設入所に至る。

児童心理治療施設
心理的・精神的問題を抱え日常生活に支障を来している子どもたちに、施設内の分級など学校教育との緊密な連携を図りながら、生活支援を基盤とした総合的な心理治療・支援（総合環境療法）を行う。近年は虐待、発達障害の問題から入所する子が多く、医療的な面からのケアに重点がかかっている。

一時保護所
児童相談所と密接な連携が保てる範囲内に設置され、虐待、置き去り、非行などの理由により子どもを一時的に保護する。施設入所措置は通常、家族調整の一方で一時保護所での行動観察や心理査定、場合によっては児童精神科受診などを踏まえて決定される。
（→93ページ「一時保護」も参照）

見立て

　一時保護中の心理検査において軽度知的障害と判定され、家で問題行動が繰り返されていたのは、叱責された理由やどうすべきだったかを理解できないままその場を終わらせるだけの返答をしていたからと考えられた。また、児童精神科受診の結果、**多動性障害**の疑いとされ、カッとなって手が出る、原因がないイライラから教室を飛び出す、などの行動も衝動性の問題からと考えられた。実際、施設生活の中で、声が大きくいつも動き回っている、忘れ物が多い、整理整頓ができない、などが顕著であった。

　母とは5歳で別れて以来接触がなく、**見捨てられ体験**になっており（Pいわく「お母さんは優しかった、バイバイした、顔は覚えてない」）、その中で祖母から叱責を受けるばかりだったため、甘えやしんどさを受け止めてくれる対象がなく、防衛的になるあまり攻撃的になって身を守ろうとしていたと思われる。入所直後は虚勢を張って、ありもしないことを自慢したり、大人にスキンシップをそれとなく求めるなどの他、実際の甘えは上手に出せずにわざと居室を汚して気を引こうとしたりするなど愛着の問題を示唆する行動も見られた。また、自分に非があると分かっている場合でも「あいつのせいや」「職員が話聞きに来るの遅いせいや」と内省に時間がかかり、被害的、他罰的な捉え方をしがちであった。

　当初の対応として、Pの特性に応じた学習や生活面のケアを提供すること、落ち着いた環境で適切な感情表現を身につけていくこと、衝動性のコントロールを医療的ケアも視野に入れながら対応すること、など児童心理治療施設の機能を生かした援助をしていくことになった。

多動性障害
Pの場合、ADHDの中でも、じっとしていられない、喋りすぎる、だしぬけに何かをしてしまう、という多動性、衝動性の特徴が目立つタイプで、薬物療法が一定の効果があった。そのことから被虐待の影響だけでなく、器質的な要因もPは持ち合わせていたと思われる。
（→129ページも参照）

見捨てられ体験
子ども時代に親など重要な保護者を喪失した体験が原因になり、また大切な人から見捨てられるのではないかという不安にいつも苛まれる一種のトラウマ体験のようになってしまっていること。このような体験がある人は、対人関係において、些細なことで被害妄想的になって傷つき、怒りを覚えたりしがちで、怒りに任せて相手を攻撃してしまうこともある。

まずは、否定される経験が多かったPに、担当者との信頼関係を作ることに主眼を置いて関わった。

援助の経過

担当者は、部屋の掃除を一緒にやり、頑張り表に記入する、担当者と一対一の時間（お茶会）を作りPのやりたいことのできる楽しい時間にする、よく起こす他児とのトラブルや暴力にも、時間をかけて振り返りをし、相手が何を思っていたかを考えるなど地道な関わりを重ねていった。関わられると喜び、応えようとする素直さがPにはあり、頑張りを認めて、それぞれの児童の状態に合わせて設定されている施設の生活の中での時間、空間の制限を徐々に広げ、自由度が高まり、Pのモチベーションにもなっていった。**施設内学級**でも一つひとつの課題に面倒がらずに取り組み、年下の子の世話を焼いたり、自ら手伝おうとする前向きの姿勢があり、施設内学級の先生からは入所後半年で早くも本校登校を目指す提案がされた。

一方、父は実家を出てPを引き取るはずが、家を出ないばかりか月に1回の面会の約束が、3か月に1回くらいになっていく。「忙しい仕事だからしゃーないやん」とPは父を悪くは言わず、たまに面会があるととても喜んでいたのだが、児童相談所や医療機関の医師から再三父に働きかけても電話がつながること自体が珍しく、この状態が中3の引き取りまで続くことになる。

見捨てられ感や外傷体験に対しては**生活場面面接**の形でPの気持ちを拾い上げた。「祖母にいちいち注意されて、父に反省文を書かされ、家でのイライラを溜め込ん

施設内学級
児童心理治療施設は、生活環境をより個別的で細やかな対応ができるよう、その施設の児童しか通わず、特別支援学級として少人数で運営する施設内学級（分校）を敷地内あるいは近隣に持っている施設が大半である。この事例の施設においては、対人関係などで力をつけたと見なすと、地元の公立学校に「本校登校」と称して通学させてさらなる成長を促すことを積極的に行っている。

生活場面面接
面接室の面接という形を取らず、生活の中で起こった出来事を即座にその場で取り上げて子どもと話し合う面接。特に問題が起きた場面、子どもの情緒や行動が混乱している場面を通して、子どもが抱える本質的な課題を扱う。実際には、複数のスタッフが視点と理解をしっかりと共有できて初めて効果的に進めることができるという難しさがある。

でいて、それがまだ溜まっている」、職員に指示をされて「自分が正しいことをしているのにそれを全く認めようとしていなかった祖母とかぶって」キレた、「祖母の家に引っ越すとき母が泣いていたのは覚えているが顔を思い出すことはできない。母のダメなところ（人を騙してお金を盗る）が自分と似ている」などと語られた。しかし、Pの言語化能力の弱さからか断片的な述懐に止まってしまうので、入所後半年で個人セラピーを実施。遊戯療法から徐々に言語面接に移行していくよう試みたが、遊びのバリエーションもあまり増えてこず、言語、象徴的表現も少なく中学校進学を機に進展をあまり見ずにいったん終結となる。

　本校に行き始めると、刺激が多く、他児に反応しやすくその反応がまた他児の反応を呼び起こすというパターンが増える。協調して楽しく遊ぶこともできるのだが、妙な正義感から喧嘩になったり、勉強についていけずイライラが溜まり悪態をついてしまったり、一つひとつのトラブルが大きくなり指導する場面が増える。振り返りで内省できるし、Pもそこに嘘はないようなのだが、保持が弱いのか、衝動性が勝ってしまうのか同じことが繰り返されてしまう。本校登校開始数か月後、ついに友達にガムを盗ってあげるという形で万引きもしてしまう。

　中学進学後は、学習面の遅れがさらに著しく、喫煙、万引き、無断外出、学校不適応（遅刻、飛び出し、火遊び）等が相次ぐ。学校で支援学級利用や部活動への粘り強い促し（大目に見てもらいながら3年間クラブをやり遂げることができる）などで理解を示してくれる友人や教員に囲まれて過ごすことはできていたのだが、喫煙はやや常習化し、たばこを手に入れるために万引きが止まらなくなるという状況もあった。ここで担当者は振り返り場面で、

次の行動目標を具体的に自分で書き、日々見直す、といった明確な枠付けを提供し、Pはやや落ち着きを取り戻す。相変わらず面会も十分に来られない父親に言及しながら自分の今の状況は「家、父のせい」であると言うようになるが、それが自分を見つめ直すことにはつながらず、自身を非行文化に同一化する方向に流れたり、年上の悪い働きかけに安易に流れるという状況が続く。

Pの状況を父に訴え、Pをしっかり受け入れる姿勢を示してほしいことを伝え、中3での引き取りを促し、重い腰をやっと上げた父は新しい父子だけの家に転居し、問題性は残しつつ中学卒業で家庭引き取りとなった。

考察

逸脱行動をもって入所してきたPは、結局その問題性を残したまま父のもとに引き取られた。幼少期に母と別れ、否定的な関わりばかり経験してきたPには幼い愛情希求があり、人懐っこい性格があった。職員もPを励まし、自由度の高い環境へと誘って前向きにさせようと関わったが、そのような環境が衝動性の高いPにとっては時には刺激が多く、強すぎて、それに引っ張られて自らのコントロールを失ってしまうことがしばしばであった。また、見捨てられ体験、軽度の知的発達障害を抱えるPには、社会的自我を成長させる適切な援助を提供しきれなかったと言わざるを得ない。結局は父にも裏切られ続け、Pは自らの愛情の確固とした基盤を持てずに、目の前の刺激に飛びつくことで生き残りを図っていたのかもしれない（父に引き取られて間もなく、Pは高校をやめ、父と対立して家を飛び出すことになる）。父に受け止めてもらうという原点であらねばならぬ部分が結局、手つかずであったことが行動問題の根本的な原因であったと思われるが、被虐待体験、見捨てられ体験を持つPには、**自己と社会性**

自己と社会性の発達
安定したアタッチメントの形成によって重要な他者によって受容され、保護される体験は自分はその価値があるという自信の基礎になる。自尊心・意欲・やりぬく力・思いやり・自制心といった自己と社会性の発達が促され、その後の人格形成、対人関係に大きな影響を及ぼすことが実証研究で明らかにされつつある。

の発達の土壌となる基本的な信頼関係を父との間で、あるいは施設職員との間で、改めて作り直していく難しさを感じざるを得ない。

　Pの入所後しばらくは、問題行動が起きた後は嘘ばかりついて必死に自分を守るばかりであった。しかし、退所前には、自分の行動のまずかったところも素直に話すことができ、責任を他人に転嫁することはなくなった。逸脱行動は繰り返されたが、周囲との関係が破綻することはなかった。私たちは本児を取り巻きながら何とか見守り続けたのだが、私たちの関わりが、Pの将来の、人、社会とつながっていく力に少しでも貢献していることを願うばかりである。　　　　（平松真治）

事例14 児童心理治療施設 中学生事例
―― 強い自己否定を抱えながら非行行動を呈した女子

キーワード ADHD ｜ 一時保護 ｜ 児童心理治療施設 ｜ 解離傾向 ｜ 施設内学級 ｜ 罪悪感

ケースの概要

中2女子（Q）。小学校より家庭内暴力があり、中学に入ってから喫煙、飲酒、深夜徘徊が見られるようになる。中2に再三自宅で暴れ、**一時保護**に至る。医療的な所見も含めて診察を受け**ADHD**の診断。服薬に至る。父母は共に養育困難を訴えており、引き取りへの不安が高く数か月の一時保護を経て**児童心理治療施設への入所**となった。

母いわく幼少時より「育てづらい子」であった。小学校時、忘れ物が多いと学校からの指摘で宿題は自宅で親がフォローしたりしていたが、Qいわく「いらない子」と言われたり手を上げられたりしていた。父はスイミングなどに連れ出したりしたが、自営業のため生活が不規則で家を不在にしがちで、Qが小6でスマートフォンを持ってからは関わりが一層薄くなる。中学に入ると自室にこもりがちになり、SNSでのやりとりにはまっていく一方、親の学習のフォローもなくなり学力が極端に落ち、自傷行為も始まる。同時期に家庭内暴力が始まり、一度暴れ始めてからは頻発するようになる。親に対して「クソばばあ、オマエ」と大声で言い放つ。近隣クリニックを受診するが投薬治療を父が拒否して通院にはならなかった。中2で喫煙、飲酒が発覚。ピアスをつけて登校し、非行傾向のある男児と交際を始める。この時期、自宅にてピルが見つかる。帰宅せず友人宅で外泊していることもあった。両親が説教しても1分続けると

一時保護
通常一時保護所に、虐待、置き去り、非行などを理由に、子どもを一時的に保護する。必要に応じて、病院や児童福祉施設に一時保護委託をすることもある。
（→87ページ「一時保護所」も参照）

ADHD
注意欠如・多動性障害。Qの場合、注意欠如が顕著であり、日常生活では忘れ物が多かったり、物を落としたり、見通しを立てるのが苦手で、スケジュール管理ができない、0か100の思考になって気持ちの余裕をすぐになくしてしまうなどに現れている。

児童心理治療施設
→87ページ参照

本児がキレてしまうようになり、母を殴るまでに至ったところで一時保護される。

今後についての話の中で、父母はQについての関わりについて「母が言い過ぎた」と話すなど不適切だったと反省している。しかしQも今すぐ家に戻るのがいいとは思っていないことから、距離を置きながら親子関係を見直すということになり当施設への入所となった。

見立て

一時保護中の心理検査の所見において、部分的な能力の落ち込みが見られる。聞いたことを短時間で覚えておいたり、それを基に操作したりすることが苦手（原因は病院でも指摘されているように不注意、集中困難が考えられる）な一方で、言葉でのやりとりや状況の理解や予測などとはおおむね年齢相応である。離人体験、記憶の抜け落ちなどがあり、**解離傾向**が高いスコアも出ている。家庭内の暴力、非行行動も不快な感情からの逃避であり、生活の中でのストレスや恐怖への対処の仕方として自己感覚を麻痺させ、感情を切り離す方法が常用されていると考えられる、という指摘があった。

入所直後に施設の入所児童の集団家出があり、本児は誘われながら同調しなかった。聞き取りの中で「施設には真面目になるために来たから一緒に行かなかった」と職員に答える。話していくとQにとって非行や親への暴力は失敗体験であり、その失敗を繰り返してはならないと強く思っているようであった。ところが一方で、自分の親への暴力は「親のせいでこうなった」から問題ではないという発言もあり、自省の深まりが感じられない

解離傾向
強い情動体験や心的な外傷によって記憶や意識、知覚など一つにまとめる能力が一時的に失われた状態。記憶の一部が抜け落ちたり、知覚の一部を感じなくなったり、感情が麻痺するといったことが起こる。つらい体験から自分を切り離そうとする一種の防衛反応と言え、Qの場合TSCCのスコアから解離傾向が強いと指摘された。

ところもあった。話の中では、大人不信も明らかにされ、一時保護中の受診でもらっていた ADHD の薬に対して「飲んだら心の波が落ち着くのが分かった」が「大人の言いなりになるのが嫌だった」から「効果は分かっていたのに飲まなかった」と話した。

　親から評価されなかったところからくる「どうせ私なんて」という低い自己評価により、周囲を過度に気にしすぎる様子が生活の中でうかがわれ、悩みやしんどさを発信せず感情を溜め込んでしまっているようであった。さらにプライドは高く自身の弱さを認めることは難しく、大人不信から「言ったところで何もしてくれない」という理由付けに逃げて発信を避けているようでもあった。

　まずは担当者との二者関係を中心に、少ない発信を大人が適切に拾い上げ、本児の意思を言語化することに努め、直接問題に取り組むことに回避的だったり否定的なところを、健全な手段で一緒に解決する体験を積み重ねていくという方針を立てた。保護者へのアプローチについては、父は入所を「更生のため」と捉え、母は「本児が謝罪するまで許せない」と述べるなど家庭の問題として捉える姿勢が弱く、関係の調整は Q が施設での生活に基盤を置けるようになるまでは緩やかにつなげていく程度にすることとする。

援助の経過

　入所した後、心配された行動化はなく、周囲とは口数少なく距離をとっているようであったが、間もなく職員、他児とも談笑できるようになり、**施設内学級**における学習も在宅時の遅れを取り戻すべくテストも好成績を収め

施設内学級
→ 89 ページ参照

ようになる。中3になりQの方から本校登校への希望が出る。青春の思い出として（施設内学級では体験できない）文化祭、体育祭に参加したいし、受験もあるのでみんなと同じレベルで勉強したいという。夏休み明けに本校登校の段取りを整え、本校に行き始め、緊張はあったものの少しずつ友人とも話すようになり、クラスに溶け込んでいった。

　施設の生活が一定に流れだし、受験の不安なども大きくなってきたので、学習のスケジュールをQと一緒に組み、個別に学習を教える時間を設けた。その時間のあるときに、学校の人間関係のトラブルの話をきっかけにいろいろ悩んでいることを話しだした。「そもそもここに来た気持ちの整理ができていない」「誰も何も知らない土地に来て怖さをいまだに感じている」。最後には全否定になり、「何もできていない自分は欠陥人間、弱い」と自分について大泣きしながら、責め、憤る。今の自分の状態は「3歩進んで5歩下がっている」。これに対し職員は、一つ否定的になると全てを否定し自分を追い込み過ぎてしまう本児の傾向を指摘しながら、時間をかけてなだめた。受験前になると一層過密な学習計画を立て自分を追い込む。模試などの成績につながらず、「もう無理、やらへん」と自暴自棄になる。全く勉強をしなくなり、あるときそれを職員が指摘すると「こっちがどんだけしんどいと思ってんねん、職員やったらそれぐらい分かれや」と叫び、追い込まれた自分には褒められることさえプレッシャーになる、と話す。そこから堰を切ったように自分の弱さに対する否定感、ひいては両親の不和と離婚の危機への不安、親の折檻の傷つき、非行で母を傷つけた罪悪感などを語る。一方で自分の弱さは、障害（ADHD）のせいであると合理化し、自分を疎ましい

罪悪感
被虐待児は保護されるべき対象から虐待を受けたことについて、自分が悪いからという非合理な受け止めを内在しているとされるが、Qについては非行によって破壊衝動を親に向けてしまい、安全の保証を失う恐れから罪悪感が生じているという以上に、この非合理な受け止めがどこにも統合されないまま見え隠れしている。

と嘆く。しかし、2時間ほど泣いた後は、また頑張っていく前向きの話に戻っていくことができた。

受験は実力に見合った中堅公立高校に合格。すべり止めに受けた私立も成績優秀で合格し自信をつける。高校進学を機に医療機関の受診について、入所後の適応状況を見るとADHDではあるがいつも問題が出るほどではない、今後家族との関わりを増やすなかで気持ちが揺れるかもしれないので、医療的ケアとのつながりは保ちつついったん通院は中止していく、ということになる。

高校に通いだし、真面目に学業に取り組み、就職志望から大学の推薦に進路を切り替えるほどに上位の成績を維持している。アルバイトを始め、お金、スマートフォンを手にして、逸脱もあったがすぐに修正することもできた。アルバイトや勉強で根を詰めすぎていっぱいいっぱいになりながらも高校生活を楽しむこともできている。

考察

家との関わりは、外出だけから家に一時帰宅というところまで進めている。しかし、お互い相手に感じている不安や不信を表に出さず、父母の些細な行動や言葉に傷ついてもそれを自分の傷つきとして受け止めていない部分もある。Qが在宅時に行っていた非行は、受容される経験を求めての極端な行動であった。極端な行動になったのは自らの感情を感じないようにさせるためであった。感情と向き合えないできたQは、家族とアットホームな雰囲気で暮らすファンタジーをまだ捨てられずにおり、父母の自分への不安、拒否感、そして自分の不安も直視できていない。

Qに対しては今まで表出しても受け止めてもらえなかった恐怖や不安の受け皿を作ること、さらに自分の気持ちに鈍感で表出の下手なQにこまめに声をかけて、表出を促すこ

と、そしていったん出すと激しい表出を、時間をかけて揺るがず受けること、そういう体制で臨んで、非行という問題はなくなった。しかし、問題は終わったのではなく、親が変わらないということも含めて、自分の中に親をどのように受け入れていくのか、という困難を伴う問題に、施設のような受け止めてもらう器を確保しながら、長い時間をかけて取り組んでいかなければならない。 (平松真治)

事例 14：児童心理治療施設 中学生事例

第Ⅰ部 事例編／第4章 司法

事例15　少年鑑別所（法務少年支援センター）
　　　　──家庭での緊張感のはけ口としての問題行動

事例16　少年院
　　　　──寂しさと被害感からの立ち直り

事例17　医療少年院
　　　　──統合失調症から複雑性PTSDという見立てに変更した架空例

コラム　非行と家族支援
　　　　──家庭裁判所の取り組み

●少年非行の取り扱いは、非行発生時の子どもの年齢と非行の程度によって大別される（巻末資料参照）。14歳以下の児童による非行の場合、児童相談所に通告され、原則児童福祉法上の措置が優先される。つまり、児童養護施設や児童自立支援施設への措置や児童相談所による保護者への指導など厚生労働省管轄の機関が関わっていくことになる。14歳以上の非行の場合、原則家庭裁判所に送致され、家庭裁判所の調査、少年鑑別所の鑑別などの後、各種少年院への収容など法務省管轄の機関が取り扱っていくこととなる。本章は、法務省管轄の機関を司法領域としてまとめている。具体的には家庭裁判所、少年鑑別所、少年院である。

●司法領域では、2015年に66年ぶりに少年院法が改正され、新たな展開を見せている。法改正の主な点は、収容者の人権保障と再非行防止の強化である。再非行防止の観点から、①少年院の分類を目的別とする、②地域社会復帰支援の充実と卒院者や家族からの相談受け入れ、③少年鑑別所に地域非行相談機能を持たせること（法務少年支援センター）などが盛り込まれている。事例15で③に該当する法務少年支援センターが学校と連携しつつ展開した事例が紹介されている。

●少年院は、目的別に「心身に著しい障害のない」ものを収容する第1種少年院となかでも16歳以上で犯罪傾向の進んだ少年を収容する第2種少年院、「心身に著しい障害のある」少年を収容する第3種少年院（旧・医療少年院）に大別された。事例16は第1種少年院の女子少年事例、事例17は第3種少年院の事例が紹介されている。事例16では、幼少期からの家庭内不和に加えて、思春期に学校不適応が起こり、不良交友に居場所を求めていくなかで、次第に問題行動が広がっていき、結果として、大きな加害につながっていく様子が描かれている。第1種少年院に来る子どもたちの典型的な姿といえよう。事例17では、幼少期からの家庭状況など事例16と共通する部分もありながら、何らかの病的体験の中での被害感や思い込みからの犯行という第3種少年院に来る少年たちの特徴が記載されている。比較して読むことで、その共通点や差異が明らかとなるであろう。

●コラムでは、家庭裁判所の試験観察下における親子合宿の取り組みも紹介している。家庭裁判所は、少年保護事件においては、その調査および審判がその主たる機能である。しかし、その機能は、厳罰主義ではなく、家庭裁判所の調査から審判までのプロセスが、少年の健全育成にいかに帰するかという視点が重視されている。そのことは、少年事案の6割以上が審判不開始および不処分であることにも表れている。そのような家庭裁判所の取り組みの一例として、親子合宿（合宿式身柄付短期補導委託）を紹介している。

(大塚斉)

事例15 少年鑑別所（法務少年支援センター）
――家庭での緊張感のはけ口としての問題行動

キーワード 少年鑑別所（法務少年支援センター）｜地域援助｜法務少年支援センター｜心理技官｜事例検討会議

ケースの概要

Rは、16歳男性。公立高校2年生。学校内で級友のスマートフォンやゲーム機を盗む、それらを壊すといったことを疑われているが、担任教師や生活指導の教師が問いただしても、事実をいっさい認めず、対応に苦慮しているとのことで、在籍校のスクールカウンセラーから、**少年鑑別所**（法務少年支援センター）に**地域援助**として相談を受けてほしいという依頼の電話があった。なお、被害者の中に女子生徒がいて、その生徒と保護者が怖がっているため、相談があった時点で、Rは登校を一時的に停止されていた。

Rは、両親と姉の4人家族。父親は会社員。母親は専業主婦。姉は遠方の大学に入学して家庭を離れている。Rに発達的な問題は認められていないが、やんちゃで、小学校高学年頃から、級友の物を盗んだり、備品を壊したりするといった問題行動を起こしている。そうした問題行動が発覚するたびに、父親は体罰を加え、厳しく行動を管理し、母親も口うるさく注意してきた。ただ、中学入学後、体格的にRの方が大きくなってきたことに伴い、父親が体罰を加えることは少なくなっている。

スクールカウンセラーからの電話の後、担任教師が法務少年支援センターに来談した。担任教師は、状況証拠はそろっているのに、Rが事実を認めないことに憤り、このままでは復学の目処を立てることもできないと述べた。また、担任教師によれば、両親も、Rは強情で自分

少年鑑別所（法務少年支援センター）
少年鑑別所は、家庭裁判所の決定により非行少年を約4週間（最大8週間）収容し、非行の原因を調査するとともに、立ち直りのための指針を提示する（これを鑑別という）法務省の施設である。その他、本事例のような地域援助も行っている。

地域援助
地域援助とは、少年鑑別所が鑑別を通じて培ってきた専門的知識や技術に基づき、地域の方や関係機関の依頼に応じて心理相談を行ったり、研修会や講演会に講師を派遣したりする業務である。

地域援助のシンボルマーク

に都合が悪くなると黙ってしまい、真相がよく分からないため、ここで何とかしないと、もっと大きな問題を起こすのではないかと心配しているとのことであった。

担任教師は、R自身には復学意思があり、法務少年支援センターに相談に行くことも了承しているというので、その1週間後にRが来談することになった。

見立て

法務少年支援センターでは、S心理技官がRの相談を担当した。S心理技官は、Rが何かに困っていて、それを変えたいと思っているのであれば、この相談を通じて一緒に考えようと水を向けると、初めのうちRの口は重かったが、ポツリポツリと「イライラをコントロールできず、物に当たったり、人に迷惑をかけたりする自分を変えたい」といったことを述べた。イライラの原因を尋ねると、「本当は弱いのに、人前では弱い自分を見せたくなくて強がり、人と違うこと、人から注目されるようなことをしたいと思うが、結局、それができない自分にイライラする」とのことであった。また、両親、特に父親には、子どもの頃から体罰を加えられ、父親の考えを押し付けられてきたため、何を言っても聞き入れてもらえないと諦めていると述べた。最後に、盗みを疑われている状況について確認すると、「身に覚えがない」と否定する一方、「疑われても仕方がない」とか、「これからは疑われないようにしたい」などと神妙に答えた。こうしたやりとりからは、前評判ほどの強情さは認められず、むしろ自分を変えたくても変えられないことにもどかしさを感じているように見受けられた。

法務少年支援センター
少年鑑別所は、地域援助を行うために法務少年支援センターという別名を使用しており、センターごとに相談専用電話やホームページが設けられているほか、全国共通ダイヤル（0570-085-085）も設置されている。

心理技官
心理技官とは、少年鑑別所のほか、刑務所や少年院などの矯正施設で勤務する心理専門職の通称である。正式には、法務技官（心理）という。少年鑑別所では、鑑別や地域援助を担当している。
（→109ページも参照）

担任教師との面談やRとの初回面接の内容を踏まえ、S心理技官は、Rが小学校高学年頃から家庭での緊張感や圧迫感などのはけ口を求めて問題行動を繰り返し、それによって両親や教師から一層責められ、いら立ちを募らせるといった悪循環に陥ってきたのではないかと見立てた。また、強情で手ごわいという事前情報に比べれば、相談者が寄り添い、傾聴する姿勢を示せば、ある程度素直に話してくれるという感触が得られたことは、今後の援助を行う上で、手がかりになると思われた。

そこで、法務少年支援センターにおける**事例検討会議**を開催し、①学校内での盗み等の真偽をただすことはひとまず控え、Rが率直に相談できる場を確保し、その心情と問題行動の分析に焦点を当てること、②Rには両親や担任教師への歩み寄りを促すとともに、Rの了解を得た上で、Rの心情の変化などを両親や担任教師に伝えること、③そうした働きかけを通じて、早期に復学の目処を立てることを援助の方針とすることにした。

事例検討会議
法務少年支援センターでは、援助を行うに当たり、援助の内容、方法などに関する方針を定めるとともに、援助の経過に応じて、必要な見直しを行うために、事例検討会議を開催している。

援助の経過

2回目の面接では、父親の体罰や高圧的な指導に加え、母親からも学業成績の良い姉と比較されることがあったとのことで、当初の見立て以上に、Rが家庭での緊張感や居心地の悪さを感じてきたことがうかがわれた。そして、Rにとって学校は、親から解放されて伸び伸び振る舞ったり、自己表現したりすることのできる場であり、「級友には迷惑をかけることもあった」と認めつつ、そうした居場所を失うのはつらいので早く学校に戻りたいという意向を示した。S心理技官は、「Rが率直に話し

てくれたおかげで、Rにとっての学校の大切さが分かった」と伝えた。

3回目の面接では、S心理技官から、これまでの問題行動を振り返ろうと提案したところ、依然として学校内での盗みは否認したものの、疑われた状況を思い返してみると、両親との関係をはじめ、担任教師や級友とも「うまくいっていなかった」と述べた。その中で、自他に対するいら立ちや面白くない気分を抱え、そのはけ口を求めていたことも認めた。S心理技官が「自分のことをよく考えているね」と褒めると、「停学中でヒマだから」と照れたように答えた。

こうした経過を踏まえ、法務少年支援センターとしては、両親と担任教師に対してRに関する見立てを伝え、復学に向けてRとの関係改善を促すことが適当と判断した。両親と担任教師に来所してもらい、S心理技官がRに関する見立てを伝えると、両親は、「Rがそんなことを感じているとは思わなかった。大きな問題を起こさないように管理を厳しくすることしか考えなかった」と述べるなど、初めてRの気持ちに気づいた様子がうかがえた。また、担任教師も、「事実を問いただすことばかりに追われて、Rの気持ちを聞こうとする余裕がなかった」と振り返った。

この面談後の面接で、Rに対する援助は終結することとしたが、最後の面接でRは、「両親は自分の言うことに耳を傾けてくれるようになったので、後は自分が変わるだけです」と変化に向けて前向きな発言をした。なお、担任教師からの連絡では、Rはその後復学し、学校内での盗みによりRが疑われることもなくなったとのことであった。

考察

　非行などの問題行動のある対象者の場合、大人への不信感や警戒心が強いうえ、自分の気持ちをうまく伝えられないこともあって、専門家であっても、問題行動の意味やそうした行動に込められた思いを的確に把握することは難しい。Ｒの事例はかなりデフォルメしているが、このようにスムーズに改善に向かうことは稀かもしれない。それほどに、周囲の大人は、問題行動の背景にある対象者の心の動きに目を向けるよりも、とにかく問題行動を制止しようと怒ったり、叱責したりしがちである。しかし、Ｒの事例のように、相談を受ける側が対象者に寄り添いながら、一緒に考えようという姿勢で面接すると、対象者の素直で健康な面が見えてくることも少なくない。

　非行のある対象者というと、相談を受ける側も怖いとか、手ごわいのではといった先入観にとらわれて身構えやすいが、そうした先入観を払拭し、できるだけ白紙の状態で面接に臨むことが、その後の関係構築に当たっても有効である。確かに一筋縄ではいかない対象者は多いが、一筋縄ではいかないからこそ、人としての温かい関心をもって対象者の拙い言葉を傾聴することが肝要と考えられる。

（渡邉悟）

事例16 少年院
――寂しさと被害感からの立ち直り

キーワード 美人局｜第1種少年院｜個人別矯正教育計画表｜心理技官｜
社会復帰支援

ケースの概要

　16歳無職の女子T。養育者の実母はそれぞれ父が異なる弟妹4人の世話で忙しく、Tは放任されて育ち、問題を起こしたときも迷惑をかけるなと冷たく言われるだけであった。小学校でのTは、思ったことを何でも口に出し、時に暴言を吐くこともあり、学年が上がるにつれて同級生に距離を置かれるようになった。

　中学生になると、怠学、家出傾向が顕著になり、親しくなった不良仲間と共に窃盗、バイクの無免許運転、警察へのいたずら電話など非行を繰り返した。児童相談所の指導を受けても生活が改善されず、中学2年時に児童自立支援施設に入所したが、同施設内で他児や職員とのトラブルを頻発したり、イライラしたとして自傷行為に及んだりして、個別処遇を受けることが多かった。

　中学卒業を機に施設から退所すると、すぐに不良交友を再開し、夜遊び中心の生活を送った。こうしたなかで、嘘をついた報復として知人の女子少年を川に突き落として怪我を負わせた傷害事案および美人局（つつもたせ）による恐喝事案で少年鑑別所に入所し、審判で**第1種少年院**送致決定を受け、少年院に入院した。

　入院当初のTは緊張・警戒している様子で、おとなしく職員の指示に従っていたが、集団寮に編入後、細かなルールを守らなかったり、他の在院者に対する不満をあらわにしたりするなどして、職員から指導を受けることが増えた。指導に対しては「どうして自分ばかり注意

美人局
夫婦または内縁の男女が共謀して、女が他の男と密通し、それを言いがかりとして相手の男から金銭などをゆすり取ることであるが、非行少年がグループを作って行うことも多い。

第1種少年院
少年院法で定められた少年院の一種であり、心身に著しい障害がないおおむね12歳以上23歳未満の者を収容している。少年院にはこのほか、第2種少年院（心身に著しい障害がない犯罪的傾向が進んだおおむね16歳以上23歳未満の者を収容）、第3種少年院（心身に著しい障害があるおおむね12歳以上26歳未満の者を収容）がある。

するのか」と感情的になり、職員に暴言を吐いて摑みかかろうとしたり、自傷してつらさを訴えたりするなど、反則行為を繰り返した。

見立てと診断

(1) 見立て

人付き合いを求めるものの、他者は自分を受け入れてくれるだろうかといった不安や恐れが強く、人と情緒的な交流を持つことは難しい。加えて、衝動性も高く、その場その時の欲求や感情のままに動きやすい。特に、自分が軽んじられた、裏切られたなどと感じるとすぐに怒りや不満の感情をあらわにするため、孤立しがちであり、内心では寂しさを募らせている。

気安く受け入れてくれ、その場その時を楽しく過ごせる不良交友が唯一の居場所と感じており、不良顕示的な仲間の価値観を取り入れ、仲間からの承認を得ようとする構えを強めている。自身の行動を咎められると、一時的に落ち込んだり、惨めさを感じたりすることはあるが、どうせ自分はだめな人間だからと開き直るばかりで、行動改善にはつながらない。

少年院においても、職員や他の在院者の反応に非常に敏感で、些細なきっかけで感情を爆発させているものと考えられた。

(2) 診断

児童自立支援施設入所中に愛着障害の診断・治療歴があったが、施設退所後、Tは治療等を拒否し、通院はしていなかった。少年院在院中に受診した精神科でも、不安定な対人関係などを根拠として同様の診断がなされ、

衝動性やイライラを抑えるための薬が処方された。

援助の経過

(1) コンサルテーション

Tの個人別矯正教育計画表を策定する会議では、①法律や決まりを守って行動させる、②人と適切に関わることができるようにさせる、③健全な社会生活を維持する力を身に付けさせる、を矯正教育の目標とすることなどが話し合われた。**心理技官**からは、Tは不安定な対人関係を持ちやすいという特性があり、受容的な態度で接しつつも、Tの言動に振り回されないよう、普段以上に職員間の綿密な連携が必要になると説明した。

Tの反則行為が繰り返されるようになると、Tに対する指導方針について検討する会議が設けられた。心理技官からは、感情的になったときはクールダウンをして落ち着かせる必要があることなどを説明し、まずは落ち着いて院内生活を送れるよう、個別処遇を実施することとなった。

(2) Tに対する援助

Tは他の在院者と同じ生活を送ることを希望していたため、集団寮復帰を目標に設定し、Tと定期的に面接を行った。面接では、当初は職員や他の在院者に対する不満が多弁に語られたが、次第に自分にも問題があったと思うと振り返るようになった。そのため、自己理解を深めるためロールシャッハテストの実施をTに提案し、その結果をフィードバックしながら、行動を改めるにはどうすればよいかTと話し合い、実践できるよう励ました。

個人別矯正教育計画表
在院者の特性に応じて、矯正教育の目標、内容、実施方法および期間等を定めたものであり、家庭裁判所と少年鑑別所の意見や情報、在院者との面接等をもとに入院後速やかに策定される。

心理技官
正式には、法務技官（心理）といい、数年前から少年院にも配置されるようになった。少年院では、個々の少年に関する矯正教育の計画の策定や各種プログラムの実施、処遇効果の検証等に携わっている。
(→ 103 ページも参照)

> 他の職員にはこうした面接結果をつぶさに報告し、Tに対する指導の手がかりとしてもらった。本人の改善意欲の向上と職員の効果的な対応が相まって、Tの職員に対する信頼感が増し、その期待に応えたいとも思うようになり、指導への反発が減り、適切な方法で気持ちを伝えるようになった。漸次的に授業参加の機会が増え、最後は念願の集団寮復帰がかなって、面接が終了した。

考察

男子少年と異なり、女子の非行少年は関係性の希求、すなわち、人とどのような関係を作り、維持するかに関心が置かれていると言われており（藤岡、2001）、安心・安全、規則正しい生活の中で、職員との関係性を築くことが彼女たちの成長の肝となると考えられる。Tについても、虐待や疎外感などの傷つき体験を重ねてきていたが、職員との信頼関係を築いたことが、生活意欲の向上や自己洞察につながったと言える。しかし、保護者との関係改善や不良仲間との関係の持ち方など、**社会復帰支援**のことを考えると問題は山積みであり、一つひとつ解決策を考えておく必要がある。

こうした成長の過程の中で、職員も少年たちも壁にぶつかり、身動きできなくなることも少なくない。心理技官としては、どのような壁にぶつかっているか客観的な立場からの見立てを示しながら、打開策を見付ける手助けを行うコンサルテーション力が求められる。加えて、Tのように問題が大きくなった場合などは、心理技官自ら少年の心理的援助を行うこともあり、間接的、直接的に少年の立ち直りの支援を行うためのバランス感覚が求められる。

（吉川恭世）

社会復帰支援
少年院では、少年の改善更生および円滑な社会復帰を図るために、出院後を見据えて、就労支援や就学支援、生活環境の調整などの支援を行っている。

参考文献
藤岡淳子（2001）『非行少年の加害と被害』誠心書房.

事例17 医療少年院
――統合失調症から複雑性PTSDという見立てに変更した架空例

キーワード 第3種少年院｜フラッシュバック｜複雑性PTSD｜法務教官｜矯正教育

ケースの概要

　Uは16歳の男性で、定時制高校を中退し、アルバイトを転々としていた。前のアルバイト先を職場の対人関係が原因で退職し、無為自閉な生活を送っていたが、ある日外出先で、「誰かに殺されそうだ」との恐怖から、包丁を持って警察に自ら助けを求めた。言動が不自然だったため、措置診察が行われ措置入院となった。診断は統合失調症と判断され、薬物治療が行われたが、効果は限定的で通院は続かなかった。その後、スーパーで買い物をしているときに、店員から冷たい目で見られたと思い込み、店で売られていた包丁でその店員を刺し、殺人未遂で逮捕された。少年鑑別所の診断は「統合失調症の疑い」。家庭裁判所の審判により、**第3種少年院**（医療少年院）送致となり、医療少年院に入院した。

　実父は会社員だが、アルコール乱用があり、実母はうつ病を患っていた。実父からの身体的虐待、実父から実母へのDVの目撃、実母による「あんたなんか生まなきゃよかった」などという心理的虐待やネグレクトがあった。小学校低学年頃から、多動が目立ち、対人トラブルも多かった。また深夜一人で徘徊していたり、「子どもの泣き声がひどい」と、近隣から児童相談所への通報も何度かあったが、一時保護には至らなかった。小学校高学年頃から、万引き、喫煙などの非行が目立つようになり、実父からの叱責は、飲酒時にエスカレートし、傘で腹部を刺されたり、ビンで頭を殴られることもあっ

第3種少年院
身体疾患、身体障害、精神疾患または精神障害を有する者に対して、心身の疾患、障害の状況に応じて各種の指導を行う医療措置過程の在院者を処遇する少年院。

たという。うつ病を患っていた実母や他の兄弟は、その場にいても、実父が怖くて暴力を止めることができなかった。中学に進学すると不登校となり、非行グループに身を置いたが、居場所とはならなかった。高校は定時制高校に進学し、日中はアルバイトをするようになったが、対人関係がうまくいかないため長続きせず転々とした。徐々に人混みが怖くなり、周囲の人が自分のことをあざ笑っているように感じるようになった。何もかもうまくいかない、自分は生きていても仕方ないと自暴自棄になっていたところ、事件を惹起した。

見立てと診断

少年鑑別所での診断は統合失調症の疑いであった。改めて、生育歴を聴取し、心理検査の結果を踏まえると、発達に遅れはないが、幼少期から、心理的虐待、身体的虐待、ネグレクトが存在し、その結果として、幼少期より情緒不安定、対人関係能力の障害が顕著で、同世代の集団にはなじめなかった。現症としては、中途覚醒、**フラッシュバック**、幻聴、被害妄想、抑うつ気分、解離症状を認め、**複雑性PTSD**である可能性が高いと考え、統合失調症の診断は保留とした。

援助の経過

少年院では、周囲の言動に過敏に反応し、他在院者に対して、「俺のことを見てバカにしている」と述べたり、「あいつは全然真面目に取り組んでいない」と他者の批

フラッシュバック
トラウマになった出来事が、突然鮮明によみがえってしまう症状で、当時と同じ状況を体験しているように感じ、恐怖心、音、肉体的な感覚を再体験することもある。

複雑性PTSD
長期にわたって虐待を受けたり、長期間にわたって監禁や拷問を受けていたなど、数か月から数年にわたる体験が原因で発症するPTSDで、災害や交通事故などのようにそのときだけに起こった事件、すなわち単回性のトラウマから起こるPTSDと区別したもの。

判ばかり述べていた。また、夕食後一人で過ごす時間に、急に大声を上げたり、部屋の器物を損壊する行動があり、そのたびに、**法務教官**から指導を受けたり、反則行為に対して懲戒処分を受けることを繰り返した。理由を尋ねると、「幻聴が聞こえてきて、訳が分からなくなってやってしまいました」と礼儀正しく謝罪をした。また法務教官から大きな声で指導を受けた日は、自室で自らベッドを蹴り打撲痕を作り、「転んで受傷しました、みてください」と虚偽の申告をする行為が見られた。

　そもそも少年院という場がストレスフルな環境であることに加え、法務教官から大きな声で指導されることは、実父から叱責されたり、身体的虐待を受けたりしたときの体験の再現であると考えられた。また、診察時に意識が薄れていくことや、器物損壊の前後を思い出せないこと、自分が自分ではなくて、他人が外から見ているような感覚があることなどから、解離症状を呈していると考えられた。少量の抗精神病薬は用いたが、統合失調症による幻聴、妄想というよりは、長年の虐待環境による複雑性PTSDであり、そのトラウマについてのケアが優先される状態と判断した。

　まず反則行為に対する少年院としての対応については、病状の影響であるとの判断から、原則として懲戒処分は行わないこととした。大きな声での指導は控え、本人の対人緊張、被害的認知などに最大限の配慮を行い、安心で安全な環境を担保しつつ**矯正教育**を実施した。診察では、幼少期からの、生育歴を詳細に聞いていき、当時の状況やそれに伴う感情について扱った。他在院者や法務教官に対する怒りの気持ちを表出させるとともに、その感情が、これまでの体験とどのように結びつき、社会生活に支障を来していたかについて考えさせた。診察の内

法務教官
矯正教育を中核で担う専門職。個々の在院者に対して個別的矯正教育計画を策定し、定期的に目標の達成度を確認し成績評価を行う。生活指導の一つとして、「被害者の視点を取り入れた教育」「暴力防止指導」などの問題別指導も行っている。

矯正教育
在院者の犯罪的傾向を矯正し、並びに在院者に対し、健全な心身を培わせ、社会生活に適応するのに必要な知識および能力を習得させるために行う体系的かつ組織的な活動をいい、生活指導、職業指導、教科教育、体育指導および特別活動（行事・奉仕活動など）指導がある。

容が、トラウマ記憶そのものになると、決まってその日の夜から不調となり、急な大声や器物損壊、自傷行為などの逸脱行動に発展した。これらの逸脱行動に至る病理を、寮で生活上の指導をしている法務教官と共有し、厳しく指導するのではなく、極力淡々と接し、集団生活をしている寮という器の中で、本人の苦痛を抱えられるよう努めた。数か月間このような攻防が続いたが、次第に、適度な形で主治医や個別担任の法務教官に怒りを言語化できるようになり、このような行動がトラウマ記憶との関連であることが本人なりに整理されると、激しい不穏は呈さないようになっていった。

　近年少年院では、アサーショントレーニングやアンガーマネージメントなど、対人関係に特化した矯正教育プログラムも充実しており、併行して取り組んだ。

考察

　本ケースは、医療少年院で経験したこれまでのケースを参考に創作した架空例の治療経過である。医療少年院では、精神科診断がついた少年が入院してくるが、まずは生育歴を見直し、診断も含めて改めて評価を行う。本ケースでは、幻聴や妄想、奇異な行動から統合失調症の診断で措置入院歴もあったが、生育歴を聴取すると、実父のアルコール依存症、実母のうつ病を背景に、長年にわたる激しい虐待を受けて育っていることや、心理検査、臨床上の特徴から統合失調症の診断はいったん保留とし、複雑性PTSDを主診断として治療を行った。本件非行については、妄想に影響された突発的な他害行為と捉えられていたが、虐待を背景としたフラッシュバックに由来した精神不穏、それに伴う他害行為であると評価した。治療の経過で、幻聴や妄想は消失し、統合失調症は否定的と考えられた。

トラウマの治療においては、まずは安心で安全に生活ができるよう環境調整を行うが、少年院という環境の中で、安心・安全な環境を整えることは簡単ではない。しかし、医療少年院ではほとんどの少年が虐待の影響を受けており、日常の中で生活指導を行っている法務教官も、自然と安心・安全な環境作りを心がけ、愛護的な対応を身に付けている。

　安心・安全な環境が整い、精神療法の過程で本人が受けてきた傷つきや葛藤について、粘り強く扱っていくことが治療の根幹となる。虐待体験を背景に、愛着の問題が生じ、対人関係のトラブルを繰り返すと、対人緊張、対人不信、対人恐怖、自尊心の低下、反社会傾向は助長してしまう。そのような成育史を振り返ることは、トラウマ記憶へのアクセスを伴うこととなり、フラッシュバックが増悪したり、感情が不安定となる時期が見られる。このつらい時期を、集団生活をしている寮という器の中で、他在院者と切磋琢磨することや、法務教官による丁寧な関わりや指導、看護師からの日々の声かけを受けることで乗り越えていく。

　非行少年の背景にはさまざまなものがあるが、安全、安心な場所で生活を営みながら、それぞれの少年の成育史を丁寧に振り返ることで、非行に至ったストーリーを紡ぐことができる。この作業なくして、再犯防止のための取り組みは成功しない。この作業を通して、これまで社会で置き去りにされてきた少年自身の感情にフォーカスを当て、その作業を共に取り組んだ法務教官や担当看護師との信頼関係をもとに、社会での生活へ船出することになる。出院後、しばらく精神科病院へ入院するケースや、施設に入所するケースもあるが、このとき少年との信頼関係を築いている職員が、出院後の病院や施設を訪問し、新しい支援者たちとケースカンファレンスを行うことで、スムーズな社会への移行を進めている。

（田渕賀裕）

参考文献

細澤仁(2012)『実践入門 解離の心理療法──初回面接からフォローアップまで』岩崎学術出版社.

保木正和ら(2006)『矯正教育の方法と展開──現場からの実践理論』公益財団法人矯正協会.

シェリル・L・カープ、トレイシー・L・バトラー(著)、坂井聖二・西澤哲(訳)(2007)『虐待を受けた子どもの治療戦略──被害者からサバイバーへ』明石書店.

バベット・ロスチャイルド(著)、久保隆司(訳)(2009)『PTSDとトラウマの心理療法 ケースブック──多彩なアプローチの統合による実践事例』創元社.

COLUMN

非行と家族支援
家庭裁判所の取り組み

はじめに

「あの小さな体がこんなに大きくなったんだなあ、大人になったんだなあと思い、親も変わらなければと思いました。成人間近の息子と、通常ならまず考えられないことをして、子どもが幼い頃に参加した親子行事を思い出しました。親子の語らいでは普段話せないことも話せてよかったです。夜、音一つない空間の中、親子で過ごすことが自然だと感じられたことが印象的でした。久しぶりに隣で眠る少し大人になった子どもの寝顔を見て頼もしく感じました。無言で見つめ合ったときはすごく恥ずかしかったですが、今までこんな風に目を見たことがあったのかな、とてもいい目をしているなと思いました。」

大阪家庭裁判所が開催している1泊2日の合宿式身柄付短期補導委託(以下、「親子合宿」)実施後の親の感想の一部である。「通常ならまず考えられないこと」って何だろうと思われた方もいらっしゃるかもしれない。本稿は、「非行と家族支援」というテーマであるが、家族が自発的に行う「キャンプ」とは一味違う、家庭裁判所が主催する「親子合宿」で親子がどのような姿を見せてくれるかについて語りたいと思う。なお、本稿に記す内容は、大阪家庭裁判所としての見解ではなく、筆者個人のものであることをお断りしておく。さらに、記載する親子の描写や親子の感想は個人が特定されないよう加工したものである。

対象者とねらい

親子合宿の参加対象者は、家庭裁判所の審判で、試験観察決定を受けた少年とその保護者(主に父または母)である。試験観察とは、少年に対する終局処分を保

留し、心理的な規制をかけた状態で、少年の生活状況、行動等を観察するために行われる中間決定である。試験観察中、少年に対して、個別的具体的な課題に対する働きかけのほか、少年に共通するリスク要因（規範意識や罪障感の乏しさ、対人関係能力の低さなど）を低減させるために、種々の体験型の教育的な働きかけを行っている。保護者に対しては、監護意欲や指導力を回復・向上させることをねらいとした講義やグループ討議を行う「家族の会」への参加を促している。「家族の会」への参加後、親としての役割を再認識した、親子のコミュニケーションを円滑にするためのヒントを得た、と感想を述べる保護者も多い。

　「家族の会」と「親子合宿」への参加の順番はまちまちであり、親子合宿については、試験観察の全てのケースで実施されるわけではない。

　親子合宿は、濃密な親子の交流を図るなかで、保護者は保護者の役割を振り返り、少年は保護者の新たな一面を発見するなどして、親子関係を回復するきっかけとし、少年の更生意欲を高めることをねらいとしている。親子合宿では1泊2日、原則としてスマートフォンや携帯電話等のモバイル端末を持ち込めず、テレビやゲームのない、日常と離れた空間の中で、親子は片時も離れることなく同じ時間を共有することになる。

親子合宿の内容とそこで生じていること

　参加親子（おおむね3組から6組）が1泊2日分の荷物を背負って集合場所にやってくる（以下少年は「子」、保護者は「親」）。事前に担当の家庭裁判所調査官（以下「調査官」）から説明を受けているものの、何をさせられるのだろうか、と不安げな表情を見せる親子など、総じて、緊張した面持ちを見せる。開始式で、「日常を離れた豊かな自然の中で、親子の関係を見つめよう」というねらいを確認した後、「何事にも真剣に取り組む。貴重な時間を大切にする。事故がないよ

うに十分気をつける。」という三つの約束をする。キャンプ場に移動するバスの中では親子が隣り合って座るが、会話をする親子は少ない。

　自然に囲まれたキャンプ場に到着すると、キャンプ場のリーダー（補導委託の受託者）に挨拶をし、それぞれの親子が、親と仲良く過ごす、何事も諦めずに取り組む、子との時間を大切に過ごす、等と親子合宿の目標を発表する。その後、アイスブレーキングとして親子で握手をして行うゲームや、身体を使ったジェスチャーゲームをする。親との握手を嫌がる子がいたり、ジェスチャーゲームに消極的な態度を見せる親子もいるが、しばらくするとやや親子が打ち解けた雰囲気になる。続けて、夕食の仕込みをする。初めて包丁を使う父子がいたり、初めての料理に苦戦したりと、さまざまであるが、ためらいながらも親子で共同作業をする。仕込みが終われば、次の親子プログラムに移る。ここからは、無言の動作が続く。まずは、子が目隠しをして、親が子の手を取ったり腕を組んだりして、キャンプ場の敷地内を安全に配慮しながら案内する。次に親子が交代して、子が、目隠しをした親を屋内まで無言で案内する。屋内に入った後も、無言の時間は続き、身体をほぐすリラクゼーションを親子で行う。調査官のインストラクションを受けて、親子でマッサージをし合ったり、後ろ向きに立ったまま体を傾けて、親は子に、子は親に体を預けるという動作をする。

　目隠し探検や、無言での親子の触れ合いは、他の野外活動でも行われているプログラムではある。ただし、子が思春期にある親子がそういった活動に積極的に参加することはめったにないであろうし、この年代の親子にとっては特別なプログラムのように見受けられる。強制的と受け取られる面がありつつも、身体接触をするプログラムは、親には好評であり、「身体的な成長を子の重みで感じた。子に身を委ねることが新鮮だった」といった感想が示される。子は「肩が凝っているな」などと親の疲れを実感したり、「意外と親に頼れた」と素直な感想を述べたりし、親子関係の再構築や親子交流の活性化、改善、回復のきっかけになっているように見える。

感想を分かち合った後、薪で火をおこし、夕食を作る。火をおこすこと、重いダッチオーブンを扱うことなどを通して親は子の成長を感じ、自分たちで作った夕食を食べた後、後片付けも親子が行い、子は、普段、親が何気なくしてくれている食事作りや後片付けなどに感謝をしたりする。
　夕食の片付けを終えると、屋内でろうそくを灯して親子の語らいの時間を持つ。まずは、「今日1日を振り返って」、次に「試験観察になった前後からこれまでを振り返って」、最後に「子が生まれてからこれまでのこと、家族のこと、これからのこと」を語らう。ずっと話を続ける親子もいれば、会話がほとんどない親子もいる。自然に囲まれた暗闇と静寂の中で、いずれの親子にとっても、お互いの関係を見つめる貴重な体験になっている。語らいの時間が終わると、親子はさまざまな思いを抱きながら、1棟のキャビンで一夜を過ごす。キャビンは、親子が別々の部屋で寝ることが可能な構造であるが、翌朝尋ねると、同じ部屋で寝たという親子ばかりである。昼間は素っ気なくしていた子が親と一緒に寝ることを選択し、何年ぶりかで布団を並べて寝たという親子もいる。
　2日目、ほとんどの親子は指定した時間よりも早く集合する。朝食を食べた後、親子で木工作業などをする。親が作業を段取りよく進めていくのを見て子が親を見直したり、普段は子のすることを先取りする親が子のペースに合わせたり、共同作業の中で、親子ともにお互いの新たな面を発見したり、一つのものを作り上げる達成感を味わっていく。完成した作品の前で親子で記念写真を撮る際、撮影者が親子で見つめあうように促すと、照れながらも見つめ合った後、自然な笑みになる親子もいる。見つめ合えず、ぎこちない表情のままの親子もいるが、出来上がった写真を封筒に入れてお土産として手渡したときは、満更でもなさそうに写真をのぞき込んでいる。作品の鑑賞会では、参加親子それぞれから他の親子の作品の良いところを褒めるコメントばかりが述べられ、サポーティブな雰囲気になる。
　昼食を終えた後、感想文作成と振り返りを行う。冒頭に記したのは親の感想で

あるが、子からは、「自分が小さかったときのことを思い出した。親との距離が今までより近づいた。親が自分を頼ってくれているところもあることに気付いた。日頃しないことをたくさんして恥ずかしかったが、親と楽しく過ごせた。」という感想が示される。キャンプ場のリーダーからは労いと励ましの言葉をいただき、「家に帰るまでがキャンプです」と声をかけてもらって、参加者全員で「ありがとうございました」と挨拶をして帰路に就く。帰りのバスでは疲れて眠る親子がほとんどであるが、往路は不機嫌そうにしていた子が、ずっと親に話しかけているという光景も見られる。

おわりに

　親子合宿に参加する親子はさまざまであり、1泊2日の合宿のみで親子関係に大きな変化を望むことは難しい。ただ、親子が抱える内面の問題はさておき、試験観察という心理的規制のかかる枠組みの中で、自発性に基づくものではないものの、まずは親子で密着する実体験をしてもらうことに意味があると感じている。自然との関わり合いの中で、親子合宿のプログラムが、親子が営む行動面にダイレクトに働きかけていくことによって、親子の気持ちに変化が生じ、親子関係の洞察につながっていくことが、合宿の醍醐味である。親子合宿に携わったスタッフとして、親子の日常の営みの中に親子合宿の体験が生き続けることを願っている。

（土佐裕子）

第Ⅰ部 事例編／第5章 医療

事例 18 精神障害の絡んだ非行・暴力
　　　　　──気分障害を発症していた事例

事例 19 発達障害の絡んだ非行・暴力
　　　　　──非行の背景に軽度精神遅滞と発達障害
　　　　　　（自閉スペクトラム症および多動性障害）を抱えた少年

事例 20 発達障害と知的障害の絡んだ事例
　　　　　──非行の背景に発達障害（自閉スペクトラム症）と
　　　　　　境界知能を抱えた少年

事例 21 甲状腺機能亢進症の非行少年
　　　　　──身体疾患と少年非行

●少年非行と精神障害は、しばしば深く関連している。そもそも精神障害が発症したため非行が始まる場合もあるし、それほど直線的な関係ではないにしても精神障害が非行を後押ししていると思われることがある。また非行少年に精神障害が発症することもある。この場合、精神障害によって非行が始まったとは言えないにしても、非行少年の支援のために精神医学的治療が必要になることは言うまでもない。このように非行と精神障害の関係は複雑でいくつかのパターンがあり得るが、いずれにせよ医療の場で適切な診断と治療が行われることが肝要である。非行少年に関わる心理士などのスタッフは、必要に応じて医療との連携をせざるを得ない。投薬を含めた適切な治療が行われれば非行少年に対する支援が行いやすくなり、不適切な治療がなされれば支援はかえって難しくなる。このことを心理士をはじめとしたスタッフは常日頃から実感しているであろう。医師をはじめとした医療スタッフとさまざまな現場で非行少年を支援しているスタッフとの交流が深まっていくことが願われる。

●昨今では非行と発達障害の関係は、非行の支援を巡る最大のトピックの一つである。本章では、ASD・ADHD・知的障害などの診断で治療が行われた2事例を取り上げた。こうした事例では、非行と精神障害が複雑に絡み合っていることが理解されるであろう。その中で医療において追求すべきことは何か、医療に求め得ることは何か、などが検討されている。

●近年は発達障害の陰に隠れている印象があるが、思春期青年期発症の統合失調症や気分障害も決して見逃すことがあってはならない精神障害である。本章では躁状態で非行を行った双極性障害の事例を掲載した。適切な治療が行われれば非行も行われにくくなると考えられるが、再発リスクが高いため医療面からの持続的関わりが必要とされるであろう。

●最後に甲状腺機能亢進症と双極性障害が非行の始まりと関連した事例を取り上げた。身体疾患が絡んだ非行は、事例数から見れば決して多くはないと思われるが、臨床家が見逃すことがあってはならない病態である。身体疾患との関連で精神症状が発生している可能性を常に念頭に置くことは、医師に限らず全ての臨床家にとって必要な姿勢である。

(野村俊明)

事例18 精神障害の絡んだ非行・暴力
―― 気分障害を発症していた事例

キーワード 援助交際｜過活動｜誇大妄想｜気分安定薬

ケースの概要

　Ｖは初診時中学３年生の女児。同胞はなく、保護者は母親のみの家庭であった。もともと明るく、社交的でおおらかな性格であった。公立の学校では窮屈な思いをするだろうとの保護者の配慮もあり、比較的自由な校風の私立女子校に在籍していた。同校は中学部から大学まであり、特に問題なければ高等部までは進級ができる環境であった。

　中学３年生の７月、修学旅行に参加した。旅行はかなり前から楽しみにしており、旅行中はいつもよりテンションが高く、夜も級友らと遅くまでお喋りするなどして過ごしていた。その調子の高さを引きずるように、夏休みには遅くまで出歩くようになった。帰宅が遅いことを、母親が注意すると、当初は「分かった、気を付ける」と発言していたが、改善せず、さらに注意されると大声で怒鳴るなど興奮するようになった。連日出歩き、夜中や明け方に帰ってきて、睡眠や食事も取らず、またすぐに家を出るような状態であった。当初はお小遣いをねだっていたが、そのうちお金の要求はなくなり、渡さなくても困っていない様子であった。高価なものを持ち、それをぞんざいに扱っていた。

　８月の終わり頃、「援助交際の捜査でＶの携帯電話の番号が援助交際グループのリストにあった」ということで、警察が介入した。親子で警察署に呼び出されたところ、警察官に対しても、大声で怒鳴るなどし、これまで

援助交際
金銭を対価に交際することを指す。未成年の女性が売春を含む性的な行為で金銭を受けることに対して言われることが多い。

の本人と様子が違うということで精神科を受診することとなった。

　受診時は、目をぎらつかせ、大きな声で話し、着席していても急に立ち上がって喋りだすなど落ち着かない様子であった。清潔は保たれていて、おしゃれな服を着ているが、奇妙な髪飾りをつけ不釣り合いな化粧をしていた。精神科の受診について「私は、どこもおかしくない。精神科なんか受診する意味がない」と大声で話していた。「あまり寝ていないと聞いているが大丈夫？」と質問すると「私は特別な人間だから、一般庶民のように寝なくても全然平気」と答え、援助交際について質問すると「それは私のプライバシーだから放っておいて。っていうか、男たちが私を放っておかないっていうか。はっはっは」と急に場にそぐわないような発言をし笑い声をあげた。

　さらに、「（男性アイドルグループのメンバーが）自分のことを気にかけて、うっとおしいし、みんなに知られると、嫉妬されて大変なことになるから、これは内緒」と急に小さな声で言い、誰もいない後ろを振り向くなど、明らかに精神科的な問題がある様子が見られた。

　本人の同意が得られないため、保護者の同意のもと医療保護入院を開始した。

見立て

　Vは、もともと社交的で、明るく物怖じせずに誰にでも話しかけるような性格で、エネルギッシュな子であった。母親も、本人の個性だと考えあまり干渉しないで比較的自由に養育していた。修学旅行の余韻を引きずって

いるのだろうと考え、高校受験のストレスもないから「ハジケて」いるのだろうと思い、変調に気付かなかった。

「過活動」「気分の高揚」を認め、自分は特別な存在でアイドルに好意を持たれていると、「誇大妄想」も認めた。

精神症状を伴う躁状態と判断して治療を開始した。

援助の経過

入院には拒否的であったが、病棟に案内すると、他の患者さんに挨拶して回るなど調子が高い様子が見られた。V自身の休息の必要もあり、個室隔離で治療を開始した。

不穏や、精神症状もあったため、向精神薬と気分安定薬、睡眠薬などによる薬物療法を開始した。

服薬を開始し、1週間ほどで「アイドルに好意を持たれている」という発言は聞かれなくなり、不意に後ろを振り向くなどの行動も見られなくなった。1か月ほど経過すると症状は改善し、向精神薬を中止し気分安定薬のみの内服とした。元来の性格もあり、精神症状が改善した後も調子は高めであったが、病前のVと変わりなくなったという判断で、退院となった。

退院に際し、本人と家族に疾病教育を行った。「今回のエピソードは、気分障害の躁状態で起こったことである。躁状態になると、調子が悪いことを認めず服薬を拒否する可能性が高くなる。そうすると、躁状態が悪化し、入院しないと症状がコントロールできなくなる。今回のように、命の危険も含めさまざまな危険が起こる可能性がある。一見調子が良くても服薬を継続する必要がある」と説明した。退院後は定期的に通院し、服薬も継続している。

過活動
睡眠時間が少なくても、普段以上に活動し、知らない人に話しかけたりするなど、過度な活動が見られる。

誇大妄想
自分が偉い、高貴な生まれである、セレブに愛されているなど自己を誇大に評価すること。

気分安定薬
気分の波を安定させる目的で使用する。ムードスタビライザーとも呼ばれる。炭酸リチウム、バルプロ酸、カルバマゼピン、ラモトリギンなどがある。

考察

　Vは元来社交的で、テンションも高く症状の発現に気付かれにくかった。修学旅行をきっかけに躁状態を発症したと考えられる。過活動のため、遅い時間に繁華街を出歩いている間に援助交際のグループと付き合うようになった。保護者は、「性非行にハマってしまい、反抗的になった」と思い、親子関係が崩れかけていたようであったが、病状の説明に理解を示し、治療に協力した。

　臨床場面では、若年発症の気分障害のうち、躁状態で受診する例は少なく、周囲の者からも症状を「非行」「反抗」などと誤解を受けやすい。

　　　　　　　　　　　　　　　　　　　　（島袋高子）

事例19 発達障害の絡んだ非行・暴力
——非行の背景に軽度精神遅滞と発達障害(自閉スペクトラム症および多動性障害)を抱えた少年

キーワード 児童相談所｜自閉スペクトラム症｜多動性障害｜軽度精神遅滞(軽度知的障害)｜児童養護施設｜隔離｜特別支援学校高等部

　Wは年齢の離れた兄と父母、Wの4人家族である。幼少時に言葉の遅れ、集団行動の苦手さ、こだわりの強さや多動を認め、両親から厳しい叱責や体罰を受けた。小学校入学後は授業中の離席が著しく、小学校3年からは通級学級にも通った。大人への反抗的な態度や同級生への暴力、器物破損などの問題が見られた。

　小学校の高学年で万引きをして警察と児童相談所が介入し、多動・衝動性の改善のため入院加療を受けた。暴力は改善したが、器物破損や家出、親への反抗的な態度は続いた。学校では教室にいられずに別室登校を行ったが担任教員と良い関係ができ、放課後もこの教員と過ごすようになった。担任が仕事を終えてからWを家まで毎日送った。父はWを可愛がっていたが、多忙で留守がちで育児は母に任せ切りだった。母とWの関係は悪く、母に叱責され体罰を受け家を飛び出したWを、学校の担任が心配して探し出し家に連れ帰ることが繰り返された。

見立て

　Wは自閉スペクトラム症(ASD)、多動性障害、軽度精神遅滞(軽度知的障害)があり、育てにくい子どもで、虐待的な養育を受けて育った。父はWを猫可愛がりす

児童相談所
児童福祉法に基づいて各都道府県に設置され、18歳未満の子どもに関する相談を受ける機関。相談の内容は、保護者の病気、死亡、家出、離婚などで子どもが家庭で生活できなくなったとき、虐待、子どもの非行、子どもの発達の遅れや肢体不自由、虚弱、発達障害や、不登校などで、相談は、本人、家族、学校の教員、地域の人など誰でもできる。

自閉スペクトラム症
社会的コミュニケーションの欠陥と行動・興味、または活動における限定的反復的な様式を示す発達特性を幼少時より示すもの。

るが、多忙で子育てには関わっておらず、母は言うことを聞かないWへの陰性の感情を募らせた。父母が不仲であることもマイナス要因であった。この家族背景や養育環境が、Wの激しい問題行動を引き起こしたと考える。またWの問題行動の激しさから児童相談所が虐待と認識することが困難で、W自身の問題と捉えて、数年が経過し、Wの問題行動がエスカレートした。この間母とWの関係もさらに悪化し、家庭・学校でのWの居場所がなくなり、W自身の自己評価も低下した。

援助の経過

Wが小学校6年時に当院に入院し、筆者が主治医となった。入院時に自閉スペクトラム症、多動性障害、軽度精神遅滞の診断をつけた。

入院直後は、斜に構えて座り周囲を睨みつける様子が目についた。筆者はこれをWの不安の現れと理解した。権威的な物言いに反抗する一方で、穏やかに接すると甘えた態度を見せた。病棟スタッフが「穏やかかつしっかりとした口調」で指示を出しつつ、Wと共に娯楽活動をすることでWとの関係作りに努めた。入院中の目標やルールは視覚的に提示し、ルールを守らないことの結果を予告した。可能な場合はWに選択肢を与えた。大きな問題はなかったが注意されると反抗的になることがあった。病棟に慣れ他児との交流が始まると、他児の目を意識してか逸脱行動が増えた。注意を受けると反抗的となるが、その後謝罪することが続いた。

入院2か月目に院内学級に通学し始めたが、学習に対しての抵抗感と不安が強かった。またこの頃、児童相

多動性障害
世界保健機関（WHO）の国際疾病分類第10版（ICD-10）のうち、精神と行動の障害に載っている診断で、多動、衝動的で不注意・気が散りやすいなどの症状が見られるもの。アメリカ精神医学会の診断基準では、ADHD（注意欠如・多動性障害）と呼ばれるもののうち、多動性－衝動性と不注意が混合して存在するタイプに当たる。最新のWHOの疾患分類であるICD-11ではADHD（Attention Deficit/Hyperactivity Disorder）が病名として採用されている。
（→88ページも参照）

軽度精神遅滞（軽度知的障害）
知的能力の発達が軽度遅れているもの。具体的には、論理的思考や、言語能力、作業や理解のスピード、記憶力などの知的機能などの発達の遅れと、これらの能力の軽度の障害と考えられる。

児童養護施設
児童福祉法に定められた児童福祉施設の一つで、親の病気や不在、親から虐待を受けているなど養護を要する状況・環境にある児童を受け入れ、養育する施設。

隔離
精神保健福祉法に基づき、その患者の症状からみて、本人または周囲の者に危険が及ぶ可能性が著しく高く、隔離以外の方法ではその危険を回避することが著しく困難であると判断される場合に、その危険を減らし、患者の安静と保護を図ることを目的として行われるもので、具体的には、静かで刺激の少ない安全な居室に施錠してそこに留まってもらうことをいう。

談所、小学校と病院スタッフの会議で、母がWに体罰を与えていることが確認され、退院後児童養護施設に入所することとなった。Wには「自宅に戻って家族と衝突せずに過ごせるようになるために必要なステップ」として施設に入所することを伝えた。

このような変化でWの不安が高まっていたある日、看護師がWを些細なことで注意したところ、お茶を撒き散らし持っていた物を投げつけた。このため、看護師がWを止めようと押さえたところ、Wは激しく抵抗し暴力を振るった。この結果薬物の調整と隔離が必要となった。筆者や担当看護師がWに対し怒りやイライラの対処方法を教え、隔離時間を徐々に短縮した。以後は問題行動も暴力もなくなり、父との面会や父同席での母との面会、児童養護施設で担当となる職員との面会を繰り返し行い退院した。

退院後いくつかトラブルはあったが、施設職員との良い関係が育ち、Wは大きく成長した。学校でも頑張りが評価されるようになった。不満を言葉で伝えることも可能となり、施設の他の子どもたちとの良い関係もできた。クラス替えや教員の移動のある年度末には不安定となったが乗り越え、施設に入所してきた年下の子の面倒を見るなど優しい面も見せるようになった。

しかしその後、父母の不仲が表面化し、外泊した際に母の気分が不安定なことからイライラするようになり、中学2年生の夏に喫煙し始めた。秋には、同じ施設の高校生に誘われ飲酒も始め、酒量や喫煙量が増えてやめることが困難となった。Wも希望して喫煙や飲酒をやめるための医療機関を探したが、保険のきく受診先がなく、「お小遣いが足りない」との理由で喫煙量、飲酒量を制限するにとどまった。

高校は**特別支援学校高等部**に進学した。しかし特別支援学校の卒業ではWの希望する自動車整備士の資格が取れないことが判明してからは、特別支援学校に通うことに納得しなくなり、高等部2年からは不登校がちとなった。

同じ頃Wが入っていたグループホームが廃止されることとなった。このためWと児童福祉司で話し合い家庭復帰が決まった。家庭復帰に際しては父母がWの部屋を用意し、Wがイライラしたときはそこで静かに過ごせることという条件が決められたが、それが実行されないまま家庭復帰となった。

家庭に戻ってからは、家族全員がWの前で喫煙することもありWの喫煙量が後戻りした。また父の職場の配置換えがあり、それまで出張や単身赴任が続いていた父が毎日帰宅するようになり、夫婦仲の悪さがエスカレートし、父母が激しく口論し物を投げ合うようになった。Wは父母の約束である「Wの部屋を用意する」ことがいつまでも実行されないこと、福祉司がそれを指導してくれないこと（実際には福祉司が指導しても改善がなかった）などから大人への不信感を強めた。父母が同行せずWのみが外来通院することも多く、父母の口論を聞くのが辛くてイライラすると訴えた。また担当の福祉司への不信感や学校への不満を述べることも増えた。以前の施設の職員との関係のみが良好であった。児童相談所を含めての関係者会議を定期的に開催したが、家庭環境の調整が実行されない状態が続いた。

その後Wは完全な不登校となり非行グループと交流し、仲間の家を泊まり歩くようになった。友人の紹介で解体業者でのアルバイトも始め、熱心に働いていたが、ある日外来で「給料の計算をごまかされた」と憤ってい

特別支援学校高等部
特別支援学校とは学校教育法に基づき、障害のある生徒の自立や社会参加に向けた取り組みを支援する目的で、生徒の教育的ニーズを把握し、その持てる力を高め、生活や学習上の困難を改善または克服するため、適切な指導および必要な支援を行うもので、高校生年齢の生徒が通うのが特別支援学校高等部である。

> た。その後上司に訴えてもお金を払ってもらえないことに業を煮やし、飲酒した際に気が大きくなり、休日に会社に忍び込み不足分を取り戻そうとして見つかり逮捕された。

考察

　小学校6年時に、小学校教諭が虐待の具体的な内容を直接児童相談所に伝えたことで児童相談所の「虐待」としての介入が始まり、Wと児童養護施設職員との良好な関係ができた頃から、Wの「力で自分の希望を通す」行動パターンが「言葉で相談して問題を解決していくこと」へと変化した。虐待的な親子関係・一貫しない親子関係を経験してきたWにとって、良い関係を持ち自分を大事に扱う大人がいることが心の成長に欠かせなかった。毎日共に暮らしている施設職員がWを受け入れつつ、Wのために注意をすることが理解できるようになって初めて、注意を受け入れるようになった。一方でWのストレス発散方法は未熟であり、イライラ時に喫煙や飲酒をすることを覚え、量を減らすことはできても禁酒や禁煙はできなかった。

　Wの行動パターンや、周囲の大人との関係に対するWの認識の変化が定着するには時間がかかると予測されたが、このための十分な時間を持てずに家庭復帰を余儀なくされたことが悔やまれる。家庭復帰後は父母の不和によるイライラから飲酒量・喫煙量が増えた。また周囲の大人がWと交わした約束を守ることができなかったため、大人への不信感を募らせ、反社会的な同年代グループと交流をするようになり、Wの行動パターンは実力行使で要求を通すものへと逆行した。

　発達障害を持つ子どもは育てにくさや、表情の変化の乏しさなどから、親との良好な関係を築きにくく虐待されやすい。本症例も問題行動の激しさから虐待の認識と介入が遅れ、行

動パターンの変容が困難となった。児童相談所に虐待の通告をする際に、具体的な通告をすること、連携を密に取ることの重要性を示すケースとも言える。早期介入の重要さとともに、関わる大人が長期間一定であることの大切さ、環境調整の大切さ、医療の限界を痛感させられた。また未成年児童がアルコールや薬物の摂取、喫煙の問題を呈したときに、利用できる医療機関がないことに対しての改善も望まれる。

(森野百合子)

事例20 発達障害と知的障害の絡んだ事例
―― 非行の背景に発達障害（自閉スペクトラム症）と境界知能を抱えた少年

キーワード 発達障害｜境界知能｜性加害を行った子どものための治療プログラム

ケースの概要

発達障害
いくつかの疾患の総称である。アメリカ精神医学会の疾病分類であるDSM-5では発達障害は「神経発達症」の中に入り、自閉スペクトラム症、注意欠如・多動性障害（ADHD）、限局性学習症（LD）、コミュニケーション症、発達性協調運動症が含まれる。世界保健機関の国際疾患分類第10版（ICD-10, 2003）では「神経心理的発達の障害」グループのF8と、「一般的に児童期または思春期に生じる行動または情緒の障害」グループのF9に相当し、複数の発達障害が合併していることも多い。

　Xは3人きょうだいの長男で下に妹と弟がいる。父母とX、妹、弟の5人家族である。幼少期にこだわりの強さが見られたが、それ以外大きな問題を指摘されたことはなかった。友人は数少なかったが、遊び相手は数名いた。小学校の4年生のときに、クラスが荒れていじめられ、不登校傾向となったことがあったが、5年生になって落ち着いた。しかし中学に上がって、友人がなかなかできず学校でいじめられるようになった。父は自営業で、仕事は多忙であったが、経済的には裕福であった。Xは小遣いが多くお金を持っていることから、非行グループに目をつけられ、お金を巻き上げられるようになった。母は幼い弟の世話と父の仕事の手伝いで忙しく、自分の気持ちを話さず表情の乏しいXとは、関わる時間が少なかった。Xはいじめのことを母に相談することができず、次第に学校に行かずこの非行グループと行動を共にするようになった。Xは友人ができたと考えていたが、実際には利用されるだけの関係であった。

　この頃から非行グループの上級生にインターネットのアダルト画像を見せられたり、年下の女の子の下着姿の写真を撮ることを教えられ、上級生自らが子どもを誘って下着の写真を撮るところも目撃した。この上級生が逮捕されることはなく、Xは「こんなことをしても大丈夫なんだ」と思ったと後に述べている。その後Xは性的な気持ちになると父母に内緒でインターネットのアダル

トサイトを見るようになった。夜遅くまでネットゲームをすることも増え、学校には全く行かなくなった。父母は無口で衝動的なXを他のきょうだいよりも厳しく叱責することが多かった。非行グループとの付き合いについても、父母が厳しく叱責したが効果はなかった。

Xはその後、不登校と非行グループとの関わりを心配した母に連れられ当院を受診し、外来通院を開始し筆者が主治医となった。通院はきちんとできていたが、しかし、診療場面では性の話題は出ず、これに対する介入はせずに終わってしまっていた。インターネットで隠れてアダルト向けの性的な映像を見ることは続いた。高1の夏休みにXは街のお祭りで非行グループの上級生と再会した。その上級生にそそのかされ、公園で年下の男子に「下着姿の写真を撮らないか」と持ちかけ相手が同意したため、トイレで写真を撮って自宅に戻った。自宅に戻ってから「相手に悪いことをしたかもしれない」と気がつき、相手に謝罪するため公園に戻ったところで、通報され逮捕された。

見立て

診断の結果、自閉スペクトラム症と**境界知能**であることが分かった。また、Xは中学時代の非行少年グループの上級生からインターネット上でアダルト向けの性的な画像を見ることを教えられた。この上級生が、下級生の女子を誘って下着姿の写真を撮る行為も目撃した。Xは相手の表情を読み取ることが苦手で、年下の小学生男子を誘った際に、相手が嫌がったり、怖がっていることが理解できず、本心から同意したと考えてしまった。不登

境界知能
知能テストの結果から得られた知能指数が、精神遅滞のレベルには当てはまらないが、同年代の平均(IQ100)よりもかなり低く、状況の理解や学習に困難を覚える可能性が高いと考えられるものを境界知能と呼ぶことがある。一般的にIQ71〜85未満程度であることが一つの目安であるが、正式な診断ではなく、知能指数も決まったものがあるわけではない。

校であったことに加え、父は多忙で忙しく母からは話しにくいとの理由で、性教育や、性に関して何が許され何が許されないかという教育や知識がXには欠けており、同世代からの情報も非行グループの上級生からの偏った情報のみであったことも問題の生じた理由の一つと考えられる。

援助の経過

筆者は父母や本人に対して、本人の特性について指導し、学校の担任とも連携し、中学は別の中学の特別支援学級に転籍した。この結果非行グループとの関係はなくなり学校に楽しく通えるようになり友人もできた。中学卒業後は特別支援学校高等部に進級し、母との関係も改善した。

考察

Xは現在更生教育中である。「相手が同意していると思った、悪いことをした」と話しており、退院したら通院を再開する予定である。退院後の治療として**性加害を行った子どものための治療プログラム**を行うことを予定している。

自閉スペクトラム症の男児は、物事を字義どおりに受け止めてしまう傾向や、相手の表情を読み取ることの困難、相手の気持ちを想像することの困難がある。このため、男性に都合良く作られたアダルトビデオの内容（例えば、「女は性的行為が『嫌』と言っていても、本当は嫌がっていない」など）をそのまま事実と受け止めてしまう傾向がある。本症例も上記に加えて、身近な上級生が同様のことを行っても咎められなかった事実や、相手の気持ちを推察したり、表情を読み取ること

性加害を行った子どものための治療プログラム
性加害を行った子どものための治療プログラムがいくつか存在するが、筆者は『回復への道のり―ロードマップ―性問題行動のある児童および性問題行動のある知的障害をもつ少年少女のために』（T・J・カーン著、藤岡淳子監訳、誠信書房、2009）を用いて治療を行っている。

ができないことなどから、性非行を犯してしまったと考えられる。診察の場や、学校との連携、母との話し合いの中で話題にしておかなかったことに対して痛恨の残った症例であった。

　本症例は、きょうだいも多く、父母が多忙であったこと、無口で表情の変化に乏しいXと父母の間に情緒的交流や温かい関係が希薄であったことも問題であった。父母は、「いなくなってみて初めていかにXが大事であったかよく分かった」と話し、定期的にXと面会している。今後Xの特性や、長所・短所について情報を共有し、父母とXの関係を再構築していく関わりも必要と考えられる。

　筆者も今後思春期の特に自閉スペクトラム症の症例では、発達の一段階として、持つことが当然である性への興味について、診察の場や学校との連携の場でもきちんと話をしていくことの大切さを忘れずにいたいと考える。　　（森野百合子）

事例21 甲状腺機能亢進症の非行少年
――身体疾患と少年非行

キーワード 甲状腺機能亢進症｜甲状腺機能低下症｜症状性精神病｜器質性精神障害｜高次脳機能障害

ケースの概要

　17歳男性。成長発達に大きな問題はなかった。小中学校時代は学業成績が優秀で友人も多かった。高校2年の夏頃、急に多弁で活動的になり、勉強にもサークル活動にもこれまで以上に積極的になった。特定のテーマに関心を持ち掘り下げて徹夜して勉強するようになり、教師のところに連日行って難しい質問をして困らせ、返答に詰まった教師を罵ることもあった。高校の勉強がつまらないと言って授業を休み図書館にこもることもあった。保護者が困って叱ると激しく反発し暴力を振るった。SNSで大勢の人とやりとりしてトラブルになった。高価なコンピュータ用品を勉強に必要だといって無断で購入することもあった。この時点で困り果てた母親が単身で精神科外来に相談に来た。

　診察では、息子のこの1年程度の変化が語られた。総じて元気だったが、一方で動悸、息切れ、汗などの症状があるようだと述べられた。担当医は身体診察の必要性を強調して本人に外来受診を勧めるよう助言した。

　母親に連れられて外来受診。多弁・過活動・気分の高揚・誇大的言動・睡眠欲求の減少などを認めた。自分がつまらない医者に会うために時間を使ってやって来たことを感謝するよう求めた。容易に躁状態であると診断できた。母親の述べた身体症状については認めてくれたので、血液検査を施行した。

見立てと診断

　精神症状は躁病エピソードの診断基準を満たすものであった。血液検査の結果から**甲状腺機能亢進症**の診断ができた。甲状腺機能の亢進がどの程度精神症状に関係しているのかは即断できなかった。甲状腺専門医を紹介すると同時に、双極性障害と診断して薬物療法を開始した。

援助の経過

　処方したオランザピン（ジプレキサ）が著効し過活動・誇大的言動は1週間程度で収まってきた。やがてすぐに眠気が強くなり、それに伴って処方量を減量していった。最終的にはごく少量のオランザピン（1 mg/日）で気分の安定が図られた。甲状腺機能亢進症は薬物療法が行われたが、用量設定にかなり苦労している様子がうかがわれた。3か月ほどして、治療薬の用量が定まり、甲状腺機能はおおむね安定した。気分の波は今もなくなっておらず、母親と口論する時期が続くこともあれば、やや元気がなくなり登校したくなくなることもあった。自分で自分が思うようにならないと嘆くこともあった。進路をどうするかも決めたいが、病気との関係もあって迷うことが多いとのことであった。
　この時点で担当医は、病気の理解を深めることと進路選択のために心理士との面接を提案した。心理面接ではまず心理教育・疾病教育を行った。甲状腺機能亢進症も双極性障害も少なくとも年単位で付き合っていく必要がある病気である。10代後半で二つの病気を発症した患者にとって、自身の病気をよく理解することはきわめて

甲状腺機能亢進症
甲状腺ホルモンであるトリヨードサイロニン（T3）またはサイロキシン（T4）の一方または双方が過剰分泌される状態をいう。いくつかの原因から生じるが、一番多いバセドウ病は自己免疫疾患の一つと考えられている。甲状腺腫・頻脈・眼球突出などの症状に加え、多彩な自律神経症状を示す。また、不眠、不安焦燥感、抑うつ気分、易刺激性、過活動などの精神症状を示すことがあり、頻度は多くないが幻覚妄想状態になることもある。

甲状腺機能低下症
これらのホルモンが低下した状態をいう。多様な身体症状と同時に抑うつ的になることがある。

重要なことである。また、心理士は現実にある問題点や解決すべき事柄を表に書き出して考える習慣を助言し、高校卒業後の進路選択について本人の希望を尊重しながら話し合った。家族の嘆きも大きかったが、ともすれば混乱して本人を叱咤激励しがちな母親と適宜面接して気持ちの安定を図り、現実的な対処ができるよう支えた。やがて甲状腺機能も安定に向かい、精神症状全般も落ち着き、患者は大学に進学した。大学生になってからも月に1回、精神科外来に通院し心理士のカウンセリングを受けている。

考察

高校時代に躁病エピソードを発症し、不登校・対人トラブル・家庭内暴力・乱費などが出現した事例である。身体症状から甲状腺機能亢進症が疑われ、検査によって診断が確定した。確実に身体疾患があり、その影響を受けて精神症状が出現している可能性がある場合、身体的治療を優先することが原則である。しかし本事例は双極性障害の診断基準を満たす精神症状が認められ、症状が増悪すると本人の社会生活や家族の生活に重大な支障が生ずる可能性があったので精神科薬物療法を施行せざるを得なかった。一方、これらの症状は甲状腺機能亢進症の影響を受けている可能性が高く、甲状腺機能が安定すれば、精神的にも安定していく可能性があると思われた。ただ、今回のエピソードの全てが甲状腺機能亢進症によって説明し尽くされるのかどうかは判断できなかった。

本事例のように、脳以外の身体疾患の基盤をもって精神症状を示す場合があることを理解しておく必要がある。その症状が精神病水準にあれば**症状性精神病**と呼称している。当該身体疾患の治療が優先されることは言うまでもないが、対症療法的に精神科治療を行わざるを得ないことも少なくない。

症状性精神病
身体疾患に由来する精神症状を示す一連の精神障害を指す。代表的なものとして、感染症や内分泌疾患によるものがある。

また、本事例のように、身体疾患が全ての精神症状の原因であるとにわかに断定できない場合も少なくない。

ここでは甲状腺機能亢進症という内分泌疾患を取り上げたが、身体疾患や外傷が少年少女の行動に影響を与えることがある。一般に、本事例のように小学校時代に目立った不適応や逸脱行動がなかった場合は、とりわけ何らかの**器質性精神障害**などの身体疾患を疑って検索することが必要である。筆者は交通事故後に**高次脳機能障害**を発症して非行に至った自験例がいくつかある。また、大きな怪我をすることや身体疾患に罹患することが心理面に影響を与えて非行の遠因になり得る。臨床家としては、精神症状・行動面の問題・身体疾患・家族関係などに目配りしながら、関係職種と連携して治療教育に携わっていくことが望まれる。

(野村俊明)

参考文献
奥村雄介・野村俊明 (2006)『非行精神医学――青少年の問題行動への実践的アプローチ』医学書院.

器質性精神障害
身体疾患に由来する精神障害のうち、医学的検査によって明らかな脳病変が確認できるものを指す。脳腫瘍・脳血管障害・外傷などによって画像上変化が確認される。

高次脳機能障害
頭部外傷や病気によって、脳に損傷を受けたために言語・認知・記憶・思考などの高次脳機能に障害が生じたものをいう。多くは脳画像上で異常所見が確認できるが、たとえば交通事故後に医学的検査で所見が明らかにならないにもかかわらず、認知機能低下や人格面の変化が生じたと主張される場合があり、治療や賠償などに難しい問題が生じることがある。

第Ⅱ部 理論編

1 少年非行の動向
2 非行とアセスメント
3 精神障害と非行
4 知的障害、発達障害と非行
5 アディクションと非行

●第Ⅱ部は、理論編となっている。非行の理論研究は、主に社会学が担ってきた歴史がある。しかし、本編はその理論的整理をすることを目的としていないため、そのような社会学的な非行理論には一切触れられていない。5本の論考の著者いずれもが、現に臨床に携わっている者であることからも分かるように、臨床上参考になるような枠組みを提示することが、本論の主眼である。

●長く児童心理治療施設（旧情緒障害児短期治療施設）で児童思春期の子どものケアを担ってきた高田の論考では、非行の動向を整理し、近年の特徴として、総じて非行少年は減ってきているものの、性非行は増加傾向にあること、またSNSを介した新たな人間関係とその失敗が予想もつかない形で広がってきていることなど、子どもの変化を推測しようとしている。

●大塚の論考では、非行のアセスメントの基本的な考え方を整理している。予後の予測には初発年齢を把握し、人格に根差した非行であるかどうか検討する必要があること、非行の多くは16～17歳でピークを迎えること、動的要因と静的要因という考え方などは、アセスメントの基本事項として押さえておくとよいであろう。

●東日本成人矯正医療センターの所長である奥村の論考では、精神障害と非行の関連を詳細に分類している。行為障害の概念的整理を軸に、ADHD、ASDが非行にどのようにつながっていくのか、そのメカニズムを提示している。また行為障害の下位分類として、暴力タイプ、虚言タイプ、未分化タイプの分類と対応する犯罪傾向が紹介されており、参考になろう。

●富田の論考は、知的障害と非行、ADHD、ASDの非行の特徴とそれぞれへ有効な支援を述べている。非行では、問題行動の修正に目を奪われがちであるが、子どもの全体的な理解が重要であることを指摘している。国立の児童自立支援施設で長らく精神科医として子どもと関わってきた富田が、「抗ADHD薬の出現によって、非行少年処遇の少なくとも一部を変えた」と述べるほどに抗ADHD薬の適正使用の効果を報告していることは特記しておくべきであろう。

●依存症治療の専門医である成瀬の論考は、アディクションと非行の重なりについて論じている。アディクションの理解と治療の知見は、盗み、ドラッグ、性非行などの理解を深めてくれるであろう。「彼らに必要なのは懲らしめや排除ではなく、心の通った適切な支援である。そして、小手先の対策が通用しないことは依存症臨床と全く同じである」という言葉には、非行少年らに向き合う基本姿勢が示されている。

(大塚斉)

1　少年非行の動向

本章では、最近の少年非行の動向について各種統計をもとに考え、最後に子どもたちの変化と支援について私論を述べてみたい。

1）少年非行は減っているのか

図II-1-1 は、少年の刑法犯、危険運転致死傷および過失運転致死傷等の検挙人員（触法少年の補導人員を含む）の推移である。[1] 2017 年は 50,209 人と過去最少で、最多の 1983 年 317,438 人の 2 割以下である。10 歳以上の人口千人当たりの検挙

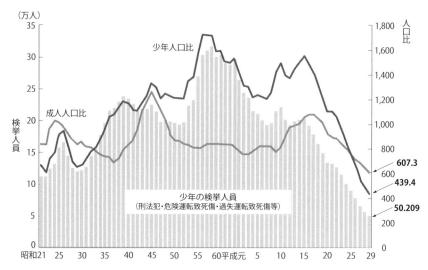

注1　警察庁の統計、警視庁交通局の資料および総務省統計局の人口資料による。
 2　犯行時の年齢による。ただし、検挙時に 20 歳以上であった者は、成人として計上している。
 3　触法少年の補導人数を含む。
 4　「少年人口比」は、10 歳以上の少年 10 万人当たりの、「成人人口比」は、成人 10 万人当たりの、それぞれの検挙人員である。
 5　昭和 45 年以降は、過失運転致死傷等による触法少年を除く。

図II-1-1　少年による刑法犯等検挙人員・人口比の推移（『平成 30 年版犯罪白書』より）

人員も 4.4 人で過去最多の 1981 年 17.2 人の 3 割を下回る。図 II-1-2 は、軽犯罪法や覚せい剤取締法などを含む少年の特別法犯の検挙人員（14 歳以上）の推移である。2017 年は 5,041 人で過去最多の 1983 年 39,062 人の 7 分の 1 以下である[1]。図 II-1-3 は、飲酒、喫煙、深夜徘徊などの不良行為少年の補導人員であるが、この 10 年でおよそ 3 分の 1 になっている[2]。また、児童相談所の非行相談は 2013 年 17,020 件に比べ 2017 年 14,110 件と減っている[3]。このように、少年非行は総じてピーク時に比べかなり減っていて、ここ数年でも減り続けている。

男女比率では女子の比率が 2008 年以降減り続け、2016 年は 12.4％、2017 年に若干増え 13.2％となっている。成人に比べて高い刑法犯共犯率（2017 年少年 22.5％、成人 10.2％）は、高かった頃の 1976 年の 36.1％に比べ減っているが、ここ数年大きな変化は見られない。共犯の多くは一時的な集団であり、暴走族などの非行集団によるものではない。以前注目された暴走族の数は減り続けている[2]。

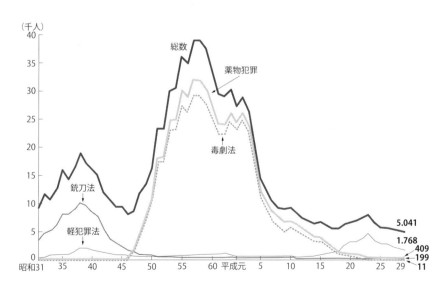

注1　警察庁の統計による。
　2　犯行時の年齢による。
　3　触法少年を含まない。
　4　「薬物犯罪」は、覚せい剤取締法、大麻取引法、麻薬取締法、あへん法および毒劇法の各違反をいう。
　5　平成 15 年までは交通関係 4 法令違反を除き、16 年以降は交通法令違反を除く。

図 II-1-2　少年による特別法犯送致人員の推移（『平成 30 年版犯罪白書』より）

第Ⅱ部　理論編

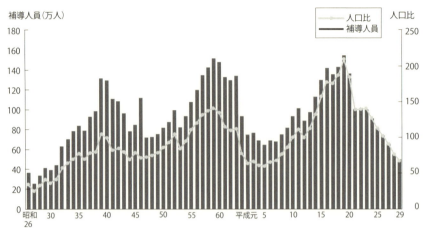

図Ⅱ-1-3　不良行為少年の補導人員の推移　(『平成29年中における少年の補導及び保護の概況』より)

2）この10年での動向、罪種による違い

　ここではそれぞれの罪種のこの10年の動向を示す。刑法犯少年の犯した罪名では、窃盗が一番多く遺失物等横領がそれに次ぎ、この二つで刑法犯の70.4％を占める。万引き、自転車盗にオートバイ盗、占有離脱物横領を加えた初発型非行はこの10年で76.4％減っている。凶悪犯である強盗（2017年251人）は、10年で35％に減り、放火（同46人）も7割になっている。粗暴犯の傷害（同2,135人）も4割、暴行（同963人）も6割程になっており、恐喝（同408人）も4分の1以下になっている。また、詐欺などの知能犯はここ数年横ばいである。

　殺人（同45人）、強制性交等（同96人）は1961年の殺人440人、強姦210人に比べれば、かなり減っているが、この10年は増減が見られ、顕著な減少傾向とは言えない。脅迫（同141人）も過去ピーク時の12％程度であるが、この10年では増減がありほぼ変わらない。わいせつ（同547人）はこの10年で約5割増え、うち強制わいせつ（同367人）は3割増えている。

　14歳未満の触法少年（刑法）においても、ほとんどの罪種がこの10年で減っている。しかし、風俗犯のみが2008年137人から2013年に253人まで増え、2017年は214人である。

　この10年を見ても、刑法犯少年は総じて減少しており、少年犯罪の激化とも

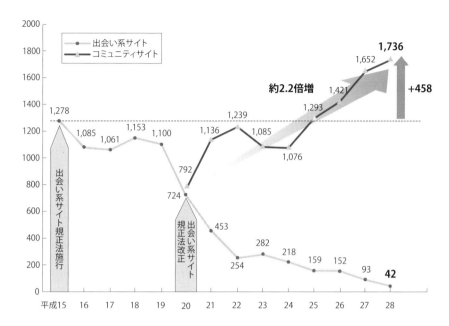

図 II-1-4 コミュニティサイトおよび出会い系サイトに起因する事犯の被害児童数の推移
（『平成 28 年におけるコミュニティサイト等に起因する事犯の現状と対策について』より）

言えない状況であるが、わいせつなど性犯罪は増える傾向にある。

　特別法犯については、覚せい剤取締法違反の検挙人員は、1982 年 2,750 人をピークに、2014 年 92 人まで減り、2016 年は 136 人と増えたが 2017 年は 91 人である。大麻取締法違反は 1994 年 297 人をピークに、2013 年 59 人まで減ったが、ここ数年急増し 2017 年は 297 人である。シンナー等乱用は減り続け 2016 年は 9 人である。

　性非行に関して、児童買春児童ポルノ禁止法の検挙人員は、この 10 年で 104 人から 709 人と増えている。出会い系サイト規制法違反は 2007 年に 214 人、2011 年に 311 人と増加したが 2017 年は 33 件と減っている。図 II-1-4 はネットを利用した事犯の被害児童数の推移である。出会い系サイトに起因する被害は減り続けている一方、コミュニティサイト（特に Twitter）における被害が増えており、少年によるコミュニティサイトによる性非行も増えていることが推測される。

　SNS を利用した非行に関して検挙数はまだ少なく、不正アクセス禁止法違反は 2008 年 42 人、2016 年 43 人から 2017 年 74 人とこの 1 年は増えている。顔の見えない SNS 上で、軽率に行ったことが名誉棄損罪に当たっているなど、知ら

ぬ間に非行に陥ることもある。検挙に至らないケースも多いと推測される。犯罪行為を犯すハードルが低く、これまでの反社会行為とは異なる様相を見せている。

3）家庭や学校で起こす問題について

これまで見たような反社会的な事案では捉えにくい家庭内、学校内における問題はどうであろうか。『犯罪白書』によると少年による家庭内暴力事件の認知件数の総数は、2012年から毎年増加しており、2017年は2,996件（前年比12.0％増）、この10年で倍増している。

学校管理下、管理下外の暴力行為の発生件数を学校別に見ると、2017年度は小学校 28,315件（前年度 22,841件）、中学校 28,702件（同 30,148件）、高等学校 6,308

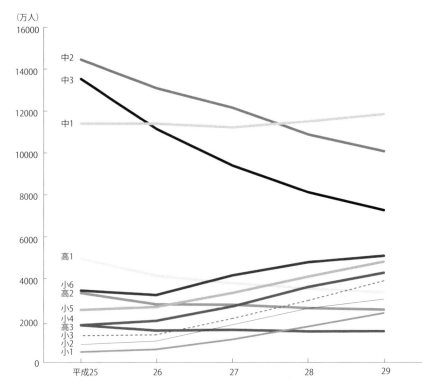

図II-1-5　学校の管理下・管理下以外における暴力行為の学年別加害児童生徒数
　　　　　（『児童生徒の問題行動・不登校等生徒指導上の諸課題に関する調査』各年度版より作成）

件（同 6,455 件）と、小学校で増加し、中学校高等学校では減る傾向にある。図 II-1-5 は学校管理下、管理下外の暴力問題の加害児童数の最近 5 年の推移を学年別に示したものである。小学校の全学年と中学 1 年生は増加し、中学校 2 年以上は減少している。校内の暴力は、「対教師暴力」「生徒間暴力」「器物損壊」のぞれぞれの統計があるが、小学生はその全てで増えている。軽微な暴力ではないために、学校内の指導支援にとどまらず警察など関係機関により何らかの措置が取られた加害児童生徒も、小学校で 241 人（前年度 219 人）と増え、中学校で 1,241 人

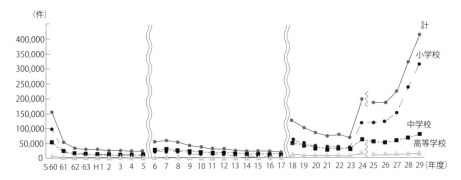

注1 平成 5 年度までは公立小・中・高等学校を調査。平成 6 年度からは特殊教育諸学校、平成 18 年度からは国私立学校を含める。
2 平成 6 年度および平成 18 年度に調査方法などを改めている。
3 平成 17 年度までは発生件数、平成 18 年度からは認知件数。
4 平成 25 年度からは高等学校に通信制課程を含める。
5 小学校には義務教育学校前期課程、中学校には義務教育学校後期課程および中等教育学校前期過程、高等学校には中等教育学校後期課程を含む。

図 II-1-6　いじめの認知（発生）件数の推移
（『平成 29 年度児童生徒の問題行動・不登校生徒指導上の諸課題に関する調査』より）

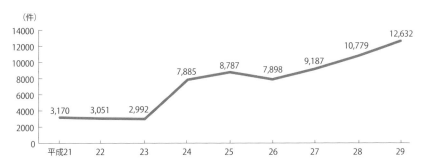

図 II-1-7　パソコンや携帯電話を使ったいじめの認知件数の推移
（『児童生徒の問題行動・不登校等生徒指導上の諸課題に関する調査』各年度版より作成）

(同 1,616 人)、高等学校で 239 人（同 291 人）と減っている。小学生の起こす暴力が増え、その内容も軽いものばかりではないことが示されている。

図II-1-6は小・中・高等学校別のいじめの認知件数の推移である[5]。いじめの認知件数は全体で 414,378 件で、前年度より大幅に増加しているが、小学校での増加分が大きい。新しい問題であるパソコンや携帯電話での中傷、嫌がらせの認知件数は 2017 年度 12,632 件で増加している（図II-1-7）。

4）社会の変化と非行の動向について

これまで見てきたように、少年非行は全体的には引き続き減少している。窃盗や傷害などほとんどの罪名で減っているが、性非行は増加傾向が見られる。また、中学生、高校生の非行等が減っているのに比べ、小学生の校内暴力やいじめは増えていて、子どもたちの様相が変わってきているようである。

新しい問題としてのコミュニュティーサイトを利用した性非行も増加が推測される。匿名で、制約もほとんどないSNS上で、手軽にコミュニケーションができるゆえに性非行を犯すハードルが低くなっていると考えられる。SNSを利用したいじめも増えていて、自殺の一因となった事件も報じられている。面前では表現できないような過激な攻撃性を言葉に乗せることも容易で、知らぬ間に名誉棄損をしているなど、SNSに関連した事件には今後も注視していく必要がある。急速に変化していくSNSに関して、利用の制限だけではなくうまく利用していくことを子どもたちと考えていくことが必要であろう。

非行は社会の様相を映すと言われるが、社会の変化と最近の非行傾向を関連付けて考えてみよう。まずは、インターネット、スマートホンの普及である。ネットゲームの普及で、非行の温床とすら言われたゲームセンターの数はかなり減っている。子どもが家の中で過ごす時間が増えたことは、非行の減少の一因と考えられる。

子どもに対する施策として注力されているのは、貧困問題と虐待問題、発達障害への対応である。貧困と非行、虐待と子どもの問題行動の関連が強いことは周知のことであるが、たとえばここ数年子どもの貧困対策として無料の校外学習塾（地域未来塾）や子ども食堂が展開されており、それが子どもの新たな溜まり場となり、非行の予防につながることが期待される。また、スクール・ソーシャル・ワーカーの増員や児童虐待通報による児童相談所の介入などアウトリーチ型の支

援や、事例に見られる多機関連携が増えることで、今まで支援が届かなかった子どもや家族へ総合的な支援が増え、非行の防止につながると思われる。生活面、学習面も含めた生きづらさへの支援は、不信が強く支援を拒みがちな非行少年たちの支援も継続しやすくなると思われる。

　一方、小学校での暴力問題の増加には、子どもの変化だけでなく、子どもへの指導の変化が関係しているのかもしれない。発達障害の傾向のある子どもへの支援など子どもに合わせた個別指導が浸透して、以前のように一律に強く子どもを統制する指導が影を潜めたことで、子どもの逸脱行為が増えているのかもしれない。しかし、このようなことは個々の子どもの権利を尊重するような指導を確立する過程で起きてしまう課題とも考えられる。

5）非行問題の変容から見える子どもたちの心理支援

　これまでの統計を踏まえつつ、児童福祉施設で子どもたちと接している筆者の感覚も合わせて子どもたちの心の変化について考えてみたい。最近の子どもたちについて関係者からよく耳にするのは、施設内での職員への暴力などはあるが、無断で施設から出て帰ってこないなどの施設外の人にも迷惑のかかる問題を起こすことが減ったことである。以前は、自分の思いを通さずにいられず外に向けて暴力や逸脱行為などをしてしまうバイタリティーのようなものが感じられたが、現在は自分を打ち出すことや周囲を自分の思うように変えようとする傾向は弱くなり、全体に幼くなっている印象がある。周囲と時にぶつかりながら自分を確立していくという従来言われた思春期の課題も、SNS上で過ごすことが多くなることで随分変わってきたように思う。SNS上では匿名で、即座に応答する必要もなく、相手の様子を気にかけずに自由に思いを表現でき、SNS上で見せる自分を加工することができる。対人交流が苦手なひきこもりの人たちなどには、人と関わる第一歩となり便利であるが、そこに留まると実体験による自分づくりという課題には向き合わずにすむことがある。思いどおりにならなくてもスイッチを切ることのできない、面前に相手がいる現実では、相手への共感性や自分をコントロールする力が必要だが、SNS上の交流ではそのような能力も育ちにくい。

　統計に沿って子どもの様子を大胆に素描すると、個人の権利、個別性が強調されるなかで、小学生の頃は画一的な規範が弱まり自分を抑える外圧が減ったため思うようにいかず暴力を振るってしまう。中学生になると現実での煩わしさを避

けるかのようにSNS上で過ごす時間が増え、そこで攻撃性も含めて感情をかなり自由に発散し、性的な逸脱行動も起こしてしまう。非行に結び付くような心性もSNS上で展開され行動に表れないため非行とはならず、非行問題の数は減っているのであろう。従来の非行問題では、自分の中にある処理しきれないものを行動で表し、周囲から問題とされた結果、否応なしに周囲の大人が社会的権力をもって関わることになり、それが支援につながり成長が促されるという経緯が見られた。現在のSNSは、制約が少なく権利侵害に対する抑止力も弱い環境で、従来のような支援も展開しにくい。スマホ依存やネット依存をはじめSNS上で過ごす時間の多い子どもたちには、現実で楽しめる活動のレパートリーを増やし、直接人と交流する充実感を持てる支援が必要であろう。「リア充」に価値を置き諦めない心性を育てることが大切になろうか。

　今後SNSの世界はさらに発展し、新たな人との関わり方を可能にし、インターネット上だけでできる仕事も増え、ますます現実の対人交流を経験しなくても生きていかれるようになることが予想される。そのような生活の変化に合わせて人間像も大きく変わるであろう。非行問題もどう変化していくのか予想できないが、非行少年への支援は事例に見てきたように人との関わりに支えられ自己コントロールを身につけることが基本である。SNSが発展し対人交流の形は変わるとしても、その基本が経験できるような支援の形を考えていくことが必要である。現在は悪用されることも多いSNS上の世界が成熟し、他者の権利を侵害しないようなモラルを確立することや、SNSの発展をうまく利用し生き方の新たなレパートリーを増やしていかれるような支援、SNS上での心理援助の展開などが課題となるであろう。

（髙田治）

参考文献
1　法務省『平成30年版犯罪白書』.
2　警察庁『平成29年中における少年の補導及び保護の概況』.
3　厚生労働省『平成29年度福祉行政報告例の概況』.
4　警察庁『平成28年におけるコミュニティサイト等に起因する事犯の現状と対策について』.
5　文部科学省『児童生徒の問題行動・不登校等生徒指導上の諸課題に関する調査』各年度版.
　　メアリー・エイケン（著）小林啓倫（訳）(2018)『サイバー・エフェクト 子どもがネットに壊される——いまの科学が証明した子育てへの影響の真実』ダイヤモンド社.

2 　非行とアセスメント

1) 非行のアセスメントの特徴

　非行のアセスメントは、他のアセスメントと何か違うのであろうか。このような問いから本論を始めたい。精神・心理学的援助におけるアセスメントとは、その人の状態を把握し、治療（援助）方針と今後の見通しを立てる行為を指している。非行のアセスメントの特徴を挙げるとすれば、とりわけ"今後の見通しを立てる"、なかでも再犯防止の観点（再犯危険性の予測）が強調される点にあるであろう。精神疾患であれば、状態を把握し、治療方針が立てば、その後は「経過を見ながら」調整していくことになるであろう。あるいは、再発や悪化も当然のプロセスとして含みこんでいると言ってもよいかもしれない。しかし、非行においては、再犯による影響が著しく大きい。家族にとっても、地域社会においても、そして何より新しい被害者が生まれてしまうという意味において、再犯は是が非でも避けなければならない。しかし、だからといって、一度非行をした少年を、すべからく地域社会から切り離し、施設処遇（少年院や児童自立支援施設等）とすれば、人権侵害であるし、低リスク群に高処遇をすることは悪影響（非行化を進める）ですらある（寺村, 2017）。したがって「どのような少年は、再犯リスクが高く、施設内処遇において矯正教育の機会を与えるのが適しているか」、一方、「どのような少年は社会内処遇（家庭での監護、保護観察等）が適切であるのか」といった再犯リスクのアセスメントが、正確なものでなければならない。司法矯正領域（家庭裁判所や少年鑑別所、少年院等）の専門家たちは、"非行少年が、成人の犯罪者予備軍であるのか、あるいは発達における一過性のエピソードを見せた少年にすぎないのか。どのような処遇（何への働きかけ）が最も再犯防止効果を高めるのか"といった問いに答えるべく、少年非行のアセスメントを発展させてきた。司法矯正領域の知見を中心に、非行のアセスメントを概観していこう。

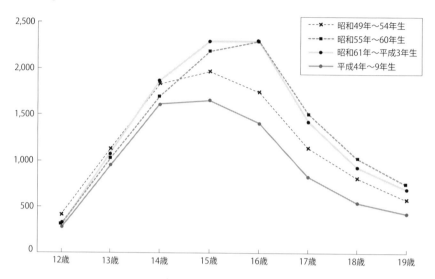

注1 警察庁の統計、警視庁交通局の資料および総務省統計局の人口資料による。
2 犯行時の年齢による。ただし、検挙時に20歳以上であった者を除く。
3 「非行少年率」は、各世代について、当時における各年齢の者10万人当たりの刑法犯検挙(補導)人員をいい、平成14年から26年の検挙人員については、危険運転致死傷によるものを含む。

図Ⅱ-2-1 少年による刑法犯 非行少年率の推移(『平成29年版犯罪白書』より引用)

2) 非行少年の転帰

　2017年『平成29年版犯罪白書』によれば、少年非行(刑法犯による検挙および補導)は、14歳から16歳をピークとして、17歳には急激に減っていく(図Ⅱ-2-1)。したがって、12歳の非行少年のアセスメントでは、今後どのくらい非行が広がっていくかを考慮しなければならないであろうし、16歳の非行少年では、多くの場合今がピークの状態であり、今後は落ち着いていく見通しが高いと期待できる。非行によって家庭裁判所(以下「家裁」)送致された少年(2017年度71,688人)のうち、家裁の審判不開始および不処分は、66.7%を占める(図Ⅱ-2-2)。保護処分となり、少年院に入院するのは、3.5%(2,563人)にすぎない。少年院に入院した少年が、出院後再犯し、少年院に再び入院あるいは成人の刑事施設へ入所する率は、5年以内で22.4%となっている(図Ⅱ-2-3)。少年院に入院した少年でも、5人に4人近くは、少なくとも再収容となるような事態にはならずにいる。つまり、家裁送致の少年のうち、更生が難しく繰り返し少年院や刑事施設に出入りする経過を

2：非行とアセスメント

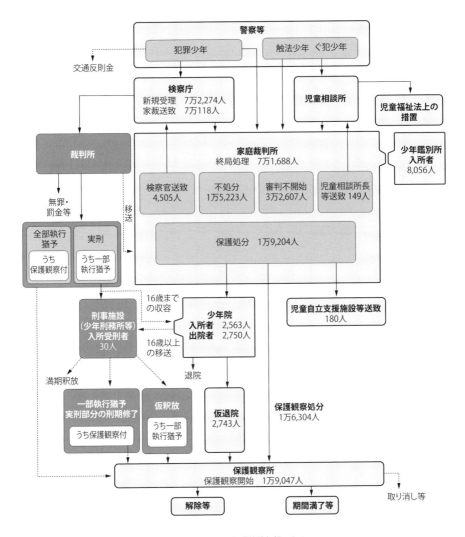

注1　検察統計年報、司法統計年報、矯正統計年報および保護統計年報による。
　2　「検察庁」の人員は、事件単位の延べ人員である。たとえば、1人が2回送致された場合には、2人として計上している。
　3　「児童相談所長等送致」は、知事・児童相談所長送致である。
　4　「児童自立支援施設等送致」は、児童自立支援施設・児童養護施設送致である。
　5　「出院者」の人員は、出院事由が退院または仮退院の者に限る。
　6　「保護観察開始」の人員は、保護観察処分少年および少年院仮退院者に限る。

図II-2-2　非行少年による手続きの流れ（『平成29年版犯罪白書』より引用）

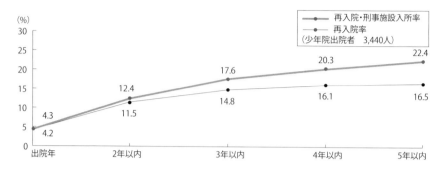

注1 矯正統計年報および法務省大臣官房司法法制部の資料による。
 2 「再入院率」は、平成24年の少年院出院者の人員に占める、同年から28年までの各年の年末までに新たな少年院送致の決定により再入院した者の人員の比率をいう。
 3 「再入院・刑事施設入所率」は、平成24年の少年院出院者の人員に占める、同年から28年までの各年の年末までに、新たな少年院送致の決定により再入院した者または受刑のため刑事施設に初めて入所した者の人員の比率をいう。なお、同一の出院者について、出院後、複数回再入院した場合または再入院した後に刑事施設への入所がある場合には、その最初の再入院を計上している。

図II-2-3　少年院出院者5年以内の再入院率と再入院・刑事施設入所率
　　　　　（『平成29年版犯罪白書』より引用）

辿るのは、0.8%にすぎないということになる（おおよそ616人、少年院出院者2,750人の22.4%）。

　すなわち統計的なデータから、少年非行を大摑みすれば、非行少年の大半は予後が良いことが分かる。したがって、まずは17歳くらいの時期までに悪循環が広がらないように"時間稼ぎ"をすることを考えてよいのである。教育機会からの脱落や家族の関係悪化等を防ぐことが当面の目標として挙げられよう。そして、"時間稼ぎ"している間に、他者への共感性や自己コントロールの向上、自尊心を高めるといった人格の成熟が進むことを期待しつつ、働きかける。次第に、社会の中に居場所を増やす、具体的には就労や住居、安定した人間関係などを得ていくことを支援目標とするとよいと言える。

　多くの子どもは、「大人になって犯罪者になってしまう」わけではないという事実は、家族や支援者を勇気づけるであろう。なぜなら、少年院、刑事施設に繰り返し入所するようにはならないとはいえ、一度の非行エピソードで治まるというのもまた稀であり、多くの場合、非行を繰り返し（盗みや暴力、薬物）、家族や援助者は"信じては裏切られる"の繰り返しに直面することになるからである。家族や援助者は、次第に関わるエネルギーを失い、少年に対する怒り、不信や諦めを膨らませていくプロセスを経験せざるを得ない。しかし、渦中には悲観的に

もなるが、大筋では粘り強く支え続けることが功を奏することが多いことを知っていると、地域資源、学校や家族といったつながりを維持しやすくなるかもしれない。そして、そのようなつながりを維持することが、"社会の中に居場所を作る"という保護因子そのものなのである。

3) アセスメントのポイント

上記のように、多くの場合、非行は発達過程における一過性のエピソードであり、予後は良い。すると当然、どのようなタイプの少年は予後が良く、どのようなタイプは予後が悪いのかという新たな問いが浮かんでくる。

藤岡 (2001) は非行少年のタイプ分けを「精神病および脳器質障害型」「人格型」「神経症型」「集団型」の四つに分類している。この内、「集団型」と「神経症型」は比較的予後が良い。「集団型」は、非行集団に居場所を求め、非行に感化されていくタイプで、非行集団と距離が取れ、他に居場所をつくれていくと落ち着いていくことが多い。「神経症型」は、思春期になって顕著に非行が現れ、多くの場合一過性のエピソードで終わる。友人関係や学校の状況など、環境的要因への反応であることも多い。こうした少年の多くは、「心の中に生じた不安・不満・苛立ち・葛藤などをそのまま行動として表してしまう」(奥村・野村, 2006)。したがって、援助の目標は、上記のような否定的な感情に気づけるようになることとなる。援助者は、少年の動機づけを高め (外川, 2017)、励ましながら否認、回避を緩め、安全に感情を眺めるお手伝いをするのが大きな役目となるであろう。

●初発年齢

予後の悪いタイプを同定する上で、きわめて重要な情報は、非行の初発年齢である。幼い頃から繰り返し起きている問題であるということは、それだけその人の人格に根差した問題であると言える。非行と関連が深い、素行障害（Conduct Disorder：CD。行為障害と同義。DSM-5では素行障害・素行症の訳語を採用しているが、ICD10では行為障害と訳している）でも、DSM-Ⅳから新たに採用された分類では、小児期発症型素行障害と思春期発症型素行障害に分けられており、問題行動の初発年齢を基準としている。小児期発症型は、10歳以前に問題行動が顕在化するタイプであり、思春期発症型は、10歳までは顕著な問題はなく10歳以降に問題行動化するタイプとしている。藤岡の言う「人格型」は、10歳以前に診断基準を満

たす小児期発症型素行障害や、18歳以上で診断がつく反社会性人格障害、精神病質（psychopathy）との関連も深い一群と考えられる。早くは未就学年齢から粗暴さや嘘等の問題行動が見られることもある。また日常的に嘘（作話）や衝動性、自己中心性、他者への共感性の欠如などが見られ、非行はその表れの一つであるといった評価となる。

●生物学的要因の影響

　非行が、基礎疾患の影響であり、予後は基礎疾患の治療経過に依存するタイプもある。藤岡が「精神障害および脳器質性障害」由来の非行として分類しているタイプである。「非行は基本的には、情緒性、社会性の発達の問題」（藤岡, 2001）であり、疾病とは言えない。しかし稀に「精神障害および脳器質性障害」に由来する行動として非行が現れることがあるのである。奥村・野村（2006）は、精神疾患と非行の関連を論じるなかで、「犯行を成立させる2つの側面である動因の亢進と抑止力の低下」のうち、「動因の亢進に関連があるのは、統合失調症の命令幻聴、てんかんの粘着性と爆発、強迫性障害のこだわりなど」で、「抑止力の低下と関連が深いのは、精神発達遅滞、統合失調症の情性欠如、躁病の抑制欠如、てんかん性もうろう状態、ヒステリー性もうろう状態、薬物酩酊状態」を紹介している。服薬などの医療行為によって、症状が軽減されると、それに伴って"非行"も減少することが期待される。他の疾患への適切な治療機会を見逃さないという点においても、服薬の効果が見込めるという意味においても、稀ながらもこうした事例があることを、頭の片隅に思い浮かべておくとよいであろう。しかし先に述べた、人格型も多彩な精神症状を呈しやすく、「人格の偏りの大きい者ほど、拘禁による精神症状も現れやすく、複雑で区別困難な像を表す」（藤岡, 2001）ことも付け加えておく。精神疾患に罹患した少年が非行を呈したのか、非行少年が精神症状を呈するようになったのかでは、大きく異なる。「その判断に際して比較的有効なのは、第1に時系列における基礎疾患の発症時期と初発非行との前後関係を調べることであり、第2に治療によって基礎疾患が軽快していく過程で問題行動がどのように変化していくかを観察することである」（奥村・野村, 2006）。

　また精神発達遅滞（知的障害）やADHD、自閉スペクトラム症と非行の関係も論じられているが、その合併率は調査によってさまざまである（田中, 2009）。知的障害や発達障害が、非行と結びつきやすいか否かといった議論は、偏見を助長

しないためにも慎重かつ的確に論じられるべきであるが、本論の主題ではない。臨床上は、非行を犯した少年が知的な遅れや発達特性を有していたなら、それらの影響は二側面から検討する必要がある。一つは、知的障害や発達特性が非行成因的にどう働いたのかといった視点である。そうした障害特性がなければ、同様の非行は起きなかったと言えるかどうかを考えてみるとよい。もう一つは、知的障害や発達特性によって、援助への反応が乏しくなることがあるという点である。特徴的な認知や経験から学ぶ力の弱さ、変化への戸惑いなどから、援助への反応が悪いことがあることも検討していく必要があるであろう。そのような特性を抱えた少年に届きやすい支援とは何かを見直す機会となるであろう。

4）再犯リスクアセスメント

　最後に、予後のアセスメントとして、現在鑑別所を中心に用いられている再犯リスクアセスメントを紹介しよう。2016（平成 28）年に再犯防止推進法が施行され、また「禁止・抑制主体の防止策は再犯率を上げるというエビデンスがグローバルに共有されて」（外川, 2017）きたこともあり、再犯率を下げるためにどのように働きかけるのが効果的であるか、さまざまな取り組みが行われている。法務省は、海外の動向や国内データの統計的分析に基づいて、独自に「法務省式ケースアセスメントツール」（Ministry of Justice Case Assessment tool：MJCA）を開発している。その基本的な考え方を紹介したい（表 II-2-1 参照）。MJCA が採用している基本的な考え方は、現在世界的に標準的といえる、いくつかの再犯リスクアセスメントに共通の考え方であるリスク・ニーズ・レスポンシビティ原則を踏襲しているからである。援助者の経験や各種心理検査からの印象による判断を避け、統計的分析に基づいてアセスメント項目を抽出している。アセスメント項目は、静的領域と動的領域の 2 領域 52 項目で構成されており、静的（static）領域は、すでに変えようのない過去の経験のアセスメントであり、この領域の評価点が高くなるほど、再犯リスクは高くなる。一方動的（dynamic）領域は、援助によって変化可能な項目からなっており、具体的には、「保護者との関係性」「社会適応力」「自己統制力」「逸脱親和性」の 4 領域の評価をし、どこを変化させるように働きかけるかの目安とするものである。援助においては、この 4 領域の変化可能性をアセスメントし、働きかけの指標にするとよいであろう。法務省矯正局は、平成 24 年度より効果検証班を設置し、MJCA の評価、および分析、また性非行の再犯

表 II-2-1 法務省式ケースアセスメントツール（MJCA）

	領域	具体的項目の一部
静的領域 24項目	生育環境（5項目）	家族に家庭内暴力をする者がいた
		本件時に家出や浮浪の状態にあった
		家族に少年を虐待する者がいた
	学校適応（3項目）	学校内で問題行動を頻発していた
		学業不振があった
	問題行動歴（6項目）	小学校時に家出又は無断外泊があった
		小学校時に喫煙又は飲酒があった
	非行・保護歴（6項目）	初回の警察補導等の措置を受けた年齢が13歳以下である
		財産非行がある
	本件態様（4項目）	本件は指導・監督を受けている期間中の再非行である
		本件は同種事案の再非行である
動的領域 28項目	保護者との関係性（7項目）	保護者は少年に対して高圧的である
		保護者に反発している
	社会適応力（9項目）	学校又は職場内で必要とされる決まりを軽視している
		学校生活又は就労生活に対する意欲が乏しい
	自己統制力（5項目）	欲求不満耐性が低い
		感情統制が悪い
	逸脱親和性（7項目）	法律を軽視している
		犯罪性のある者に親和的である
		反社会的な価値観や態度に親和的である

注　MJCAは計52項目で構成されているが、その全項目は非公開である。

アセスメントに特化したMJCA（S）の開発も行っている。今後、さらなる知見が期待される。

おわりに

本論では、非行アセスメントの概略を紹介した。性非行、盗み、暴力等それぞれの犯行によって、固有にアセスメントすべき観点も異なり、本論では固有のアセスメントに触れることはできなかった。参考文献を含め、さらなる文献にあたっていただきたい。

(大塚斉)

参考文献

奥村雄介・野村俊明(2006)『非行精神医学——青少年の問題行動への実践的アプローチ』医学書院.
田中康雄(2009)「ADHDと破壊的行為障害」齋藤万比古(総編)『子どもの心の診療シリーズ7 子どもの攻撃性と破壊的行動障害』pp. 65-81, 中山書店.
寺村堅志(2017)「RNRモデル——再犯防止や社会復帰支援を効果的に推進するための方法論」『臨床心理学』17(6), 金剛出版.
外川江美(2017)「矯正施設における動機づけ面接法」『臨床心理学』17(6), 金剛出版.
八王子少年鑑別所効果検証班(2018)「少年の立ち直りに効果的な支援を考える——法務省式ケースアセスメントツールのデータ分析から」『刑政』129(2), 矯正協会.
藤岡淳子(2001)『非行少年の加害と被害——非行心理臨床の現場から』誠信書房.
法務総合研究所(2017)『平成29年版犯罪白書』www.moj.go.jp/housouken/houso_hakusho2.html

3 精神障害と非行

1) 非行とは

　非行とは読んで字のごとく、「規範に則った行いに非ず」という意味で逸脱行動、問題行動、不適応行動などに対応している。成人であれば刑罰の対象となる犯罪行為も未成年であれば非行と見なされ、少年法で裁かれる。非行と認知され、少年鑑別所に収容されると、家庭裁判所の判断により、社会内処遇が困難とされれば少年院送致となる。非行を認定する際、犯罪行為だけでなく、迷惑行為、不良行為などが含まれる。また、その性格や環境から、将来、罪を犯したり、刑罰法令に触れる行為をする恐れのある場合、虞犯少年として少年院に収容されることがある。社会規範は相対的なものであり、時代が変わったり、国境を越えれば変化する。一方、少年は技術革新、価値観の変化、流行など社会情勢の推移に対しても敏感に反応する。その意味で少年非行は社会を映す鏡と言われている。少年非行の変遷をおおまかに辿ってみると、戦後間もない頃は衣食住を満たすための「困窮型非行」、高度経済成長期には物の溢れた生活を反映した享楽的・刹那的な「遊び型非行」、バブル経済崩壊後の複雑化した現代社会を反映した「挫折型非行」、ひきこもりの経過中、家族システムの破綻から支えを失ってバランスを崩し、触法行為に至る「ひきこもり型非行」、不安定な社会情勢や時代の閉塞感を反映した、突如として重大事件を起す、動機の不可解な、「いきなり型非行」などが挙げられる。

2) 非行と行為障害

　行為障害（Conduct Disorder）は1980年、操作的診断基準であるDSM-Ⅲによって初めて採用された概念で、その特徴は「他者の基本的人権または年齢相応の社会規範または規則を侵害するような行動様式が反復し持続すること」とされている。精神障害の中で行為障害は非行に最も近い概念であるが両者は必ずしも一致しない（表Ⅱ-3-1、Ⅱ-3-2）。たとえば1回限りの重罪犯（殺人、強盗、放火など）お

表II-3-1　行為障害の診断基準（DSM-IV）と非行・犯罪

行為障害の診断基準	非行・犯罪
A　他人や動物への攻撃的行為	暴行、傷害、殺人、強姦など
B　他人の財産に損失や損害を与える行為	器物損壊、放火など
C　嘘をつくことや盗み	詐欺、横領、窃盗など
D　重大な規則違反	怠学、家出、不良交友など

表II-3-2　行為障害と少年非行

	行為障害	少年非行
概念	医学的モデル	法的モデル
触法性	必ずしも満たさない	満たす
反復性・持続性 多方向性	満たす	必ずしも満たさない

表II-3-3　行為障害と人格障害

	行為障害	人格障害（反社会性パーソナリティ障害）
多軸診断	I軸（疾病軸）	II軸（人格軸）
年齢	18歳未満	18歳以上
人格の可塑性	あり	なし
類型化	困難	可能
収容目的	保護・健全育成	刑罰
司法判断	非行	犯罪

よび、繰り返される単一方向の犯罪（窃盗、薬物乱用など）は犯罪・非行と見なされることはあっても行為障害には該当しないし、逆に行為障害と診断される少年の問題行動が必ずしも法に触れるわけではない。今のところ行為障害は、症状、経過、病理および原因が一連の疾患単位を形成しておらず、未分化な概念と言わざるを得ない。また、下位分類についても定説はなく、その分類指標は流動的である。行為障害が反社会性パーソナリティ障害の幼弱型とされる理由の一つは、操作的診断基準で"15歳未満で行為障害の診断を満たすこと"が反社会性パーソナリティ障害の診断の要件となっていることである。表II-3-3は行為障害と人格障害（反社会性パーソナリティ障害）の比較である。したがって非行・犯罪防止の観点から言えば、行為障害から反社会性パーソナリティ障害に移行・発展するのをいかに阻止するかが少年矯正の重要なテーマの一つとなっている。

表Ⅱ-3-4　暴力型、虚言型および未分化型の非行少年のプロフィール

暴力型	①衝動性のコントロールが悪く、しばしば気分変動が見られる。 ②支配欲や独占力が強い反面、知能はあまり高くない。 ③生育環境を見ると被虐待歴があることが多い。 ④時に ADHD の既往が見られる。 ⑤加齢により暴力性は緩和される。
虚言型	①幼少時から虚言、仮病、金品の持ち出しなどが見られる。 ②攻撃性の表出は苦手で、むしろ人当たりはいいことが多い。 ③虚栄心が強く、しばしば空想・作話傾向が見られる。 ④口先はうまく、知能は比較的高い。 ⑤大半は営利目的の犯行である。
未分化型	①怠学、夜遊び、家出など通常の社会生活からの脱落が問題となる。 ②行動様式は秩序立っておらず目的性や計画性は曖昧・不明確である。 ③意志薄弱、無気力で主体性がなく、付和雷同しやすい。 ④サブカルチャーとの接触が予後に影響を与える。 ⑤虞犯で収容されることが多い。

　行為障害を下位分類する際の指標として筆者らは暴力因子、虚言因子、未分化因子の三つの因子を提唱した。この三つの因子はそれぞれ成人における犯罪類型の粗暴犯（暴行、傷害、器物損壊など）、知能犯（窃盗、詐欺、横領など）、意志薄弱・無力型の犯罪（放浪、無銭飲食、置き引きなど）に対応している。DSM-Ⅳの行為障害の診断基準と比較すると暴力因子は A、B 基準に対応し、虚言因子は C 基準に対応している。暴力因子、虚言因子に対応するものをそれぞれ「暴力型」「虚言型」とし、両方の特徴を有するものを「混合型」とする。これに D 基準に対応する「未分化型」を加えれば行為障害の類型をほぼ網羅することができる（表Ⅱ-3-1 参照）。表Ⅱ-3-4 は「暴力型」「虚言型」「未分化型」の非行少年のプロフィールである。

3）行為障害の概念的整理と診断的位置づけ

　行為障害（Conduct Disorder）をよりよく理解するためには、まず行為（Conduct）の概念について検討する必要がある。社会的動物であると言われるヒト（Homo-sapiens）は、脊椎動物に属する高等生物である。ヒトの「動き」は骨格筋の収縮と弛緩によるものであり、表Ⅱ-3-5 のようにその運動プログラムには階層がある。ヒトの動きは英語で Movement, Behavior, Activity, Conduct などの単語で表わされ

表II-3-5　ヒトの「動き」の階層

ヒトの「動き」	運動プログラムの説明
conduct	道徳、規律、規範に基づく行動
activity	目的のために反復される一定の行動
behavior	環境・刺激に対する反応、習性としての行動
movement	単純な運動
flexion & extension	筋肉の収縮・弛緩

表II-3-6　発達障害と精神・運動機能レベル

精神・運動機能レベル	発達障害
レベルIII	行為障害、反抗・挑戦性障害
レベルII	注意欠如・多動性障害、広汎性発達障害
レベルI	学習障害、運動能力障害、コミュニケーション障害など

るが、その中でもConductは最上位に位置し、「規律や指令に基づく社会的な行動」を意味している。つまりConductはヒトが出生後、社会生活の中で一連の発達段階に応じた経験を積んで獲得していくものである。Conductが成立するためには、非言語的な身体運動機能の発達のみでなく、それに対応した社会的な場における主体の状況把握と意味づけ、すなわち言語的な認知機能の発達が必要不可欠である。言い換えると、Conductは、個体側の遺伝情報に基づいた十分な道具立てと、その発達段階に応じた適切な環境側の条件の両者が揃って初めて成立し、ヒトは社会化された人間になると考えられる。

発達障害には階層があり、精神・運動機能レベルで分けて並べることができる。その中で行為障害は最も高位のレベルに位置づけられる（表II-3-6）。一般的に高等動物には目的に沿って手段・経路を適宜補正する等結果性という特性があり、通常、下位のレベルの機能不全や欠陥をより高次のレベルで補っている。したがってレベルIIIに該当する行為障害の類型または症状の発現機序には、そのすぐ下位にあるレベルIIの注意欠如・多動性障害（Attention-Deficit/Hyperactivity Disorder：ADHD）や広汎性発達障害（Pervasive Developmental Disorder：PDD）の病理構造が反映されやすい。

4）非行の精神病理

既述したように行為障害は、基本的な社会生活をする上で必要な行動、すなわ

ち「道徳、規律、規範に基づく行動」に欠陥があると同時に、何らかの問題行動パターンが多方向にまたがって反復、持続している状態である。言い換えると、成長・発達の過程で適応的な行動パターンを習得できず、代償不全に陥って問題行動パターンに固着している状態である。

行為障害の発生機序を考える場合、環境側の要因と個体側の要因の両面からアプローチできる。環境要因としては大きく二つに分かれ、一つは正常な精神発達にとって基本的に必要な要素の欠乏であり、もう一つは不必要な要素の過剰である。いずれも広い意味での虐待に当たり、それぞれ前者はネグレクト（neglect）、後者はスポイル（spoil）に対応している。遺伝的に平均的な素質を持った個体でも、この両者の配合により行為障害に発展する可能性がある。このような環境要因に加えて何らかの障害を持った個体の場合には、より代償不全に陥りやすく、いわゆる二次障害が生じて行為障害に発展する可能性がさらに高まると予想される。

ADHDの主症状は、不注意、多動性、衝動性であり、親にとっては手のかかる育てにくい子として就学前に事例化することが多い。その障害の特性により、インプットの面では周囲からの刺激に撹乱されやすいので集中・持続が困難になり、アウトプットの面ではプログラムをうまく構造化できないために運動の乱発になりやすい。したがって家庭においてはなかなか寝つかずにぐずったり、食べ物をこぼしたり、服を汚したり、物を落として壊したり、何かに躓いて転んだり、場所をわきまえず歩きまわったりするので親は躾のために叱ったり、危険から守るために行動規制をせざるを得なくなる。褒められるられることより、叱られることの方が多く、思い余った親から体罰を受けることもあり、自尊感情は育ちにくく、虐待を受けた子どもと類似した成長・発達を遂げることもある。幼稚園や小学校などの集団場面では、その逸脱行動は浮き彫りになり、頻回にトラブルを起こして周囲の反発を招き、対人不信を強め、不適応感は助長されていく。その結果、社会生活から脱落して、不登校やひきこもりになったり、あるいは地元の不良集団と同化して反社会的なアイデンティティーを形成し、一部の者は反抗・挑戦性障害や行為障害に発展していく。これらは主に従来の非行少年の類型に該当している。

これに対して世間の耳目を集めた、いわゆる"いきなり型非行"の一部は自閉症スペクトラム障害（Autistic Spectrum Disorder：ASD）と関連が深い。このタイプの非行の特徴は偏った固着であり、原理的には多方向には向かわないので行為障

害の診断基準を満たすとは限らない。

　PDDやアスペルガー症候群を含むASDの特徴の中で注目すべきは、自閉と孤立、共感性の欠如、それらに伴う相互的なコミュニケーションの欠如、並びにこだわり、追求癖、徹底性などの強迫性である。この中で知能に問題があったり、言葉の遅れがある場合は幼少時に事例化するので"いきなり型非行"に結びつくことはない。アスペルガー症候群のように知能が高く、言葉の遅れがない場合はASDに起因するハンディをある程度代償できる。日常生活で支障となるのは具体的・個別的な物事へのこだわりであるが、知能が高ければ高いほど普遍化して、より抽象的なレベルに移行することができるので適応の幅は広くなる。幼少時は親から見ると多少こだわりが強く、マイペースで変わっているけれど、おとなしく聞き分けのいい、手のかからない子どもとして家庭内で適応しており、あまり問題は顕在化しない。就学後、多くはおとなしく目立たない存在として集団の中に埋もれているが、時にいじめの被害者になったり、不登校やひきこもりといった形で事例化することもある。いきなり型非行に及んだケースの家庭環境を見ると、しばしば母子のミスマッチングによる不全感を抱き、場合によっては被虐待児に近い感覚を主観的に持っていることがある。また社会生活においては対人交流や等身大の実体験が不足しがちで、自分自身を検証する場がないために達成感が得られない一方で幼児的な万能感は肥大していく。孤立し、疎外されるなかで社会的な是認が得られないので自尊感情が育たず、社会や他人に対する漠然とした憎悪や敵意を募らせていく。表面的な社会適応とは裏腹に水面下で進行していた歪みが頂点に達して、思春期危機における欲動に突き上げられ、些細なことを契機にいきなり攻撃・破壊行動として顕在化する。この一連のプロセスにおいて、今日ではインターネットによるバーチャルリアリティが実体験に取って代わり、アイデンティティー形成に多大な影響を与え、万能感の肥大化に拍車をかけていると思われる。その他、相互的なコミュニケーションが欠落していることから、加害者・被害者関係にもその特徴が現れる。たとえば相手を選ばない無差別殺傷事件を起こしたり、一方的に相手に執着するストーカー殺人事件に発展することがある。また、全人格的な関係を持たず、局所的なこだわりが高じて、フェティシズムに関連した性犯罪に及ぶこともある。さらに強迫性、特に徹底性が、共感性の欠如と相まって、犯行は執拗で、しばしば残虐・凄惨な様相を呈することがある。

　以上、行為障害の概念を軸に個体側の要因であるADHDとASDの二つを対比

させ、非行のメカニズムや類型について論じた。しかし実際のケースでは、この二つの要素が微妙に配合しており、さらに虐待などの環境要素が絡んでいることもあり、個別的な検討が不可欠である。

5) その他の精神障害と非行

　刑法の対象である成人の場合、6罪種（殺人、傷害、放火、強盗、強姦、強制わいせつ）については精神障害が疑われると責任能力鑑定が行われ、心神喪失または心神耗弱と判断されれば医療観察法が適用される。しかし、少年法の対象である未成年は医療観察法の対象には含まれない。したがって受け皿は一般医療または矯正医療しかないので、精神障害が疑われる触法少年は医療少年院送致になることが多い。昨今、医療少年院でよく見られるのは、すでに述べた発達障害圏の患者であるが、シンナー、覚せい剤、危険ドラッグなどの薬物性精神障害も少なくない。その他、たとえば放浪、万引きなど軽犯罪の中には知的障害や統合失調症の欠陥状態など、公務執行妨害の中には統合失調症の前駆状態、易怒性躁病、甲状腺機能亢進症などの症状性精神病、高次脳機能障害などが見られることがある。また女子少年においては摂食障害に窃盗癖や薬物乱用などが並存することが多い。

（奥村雄介）

4 知的障害、発達障害と非行

　まず最初に述べておかなければならないことは、知的障害や発達障害そのものが直接非行の原因となることはない、ということである。
　知的障害・発達障害のある子どもの圧倒的多数は非行化しない。また、そのような特性を持つ子は、むしろ被害者的な立場に身を置くことが多い。一方、子どもの気質や性格が非行の現れに影響を与えるように、知的障害や発達障害という特性もまた、その子が引き起こす非行の現れに影響を与えることがある。たとえば衝動性や対人共感性の低さなどが、家庭での育てにくさにつながり結果的に望ましくない養育環境となったり、学校や地域での友人関係において孤立することにつながり非行グループへ接近することは考えられ、その結果リスクが積み重なっていく可能性がある。現在の犯罪学では、そもそも単一の原因で非行が生じることはないとされており、生物-心理-社会的リスク要因がいくつ重なるかが非行化において重要なのだと考えられている。

1) 知的障害と非行

　知的障害とは、知的能力が低く、かつ社会適応が低い状態を言う。単に知的能力が低いだけでは障害とされないことに注意が必要である。以前はIQテストの結果によって重症度の判定が行われていて、IQ70～50を軽度、49～35を中等度知的障害などとしていたが、アメリカ精神医学会の作成した『DSM-5 精神疾患の診断・統計マニュアル』では、適応の状態によって重症度を決めることになった。有病率（全人口中に占める障害を持つ人の割合）は約1％とされる。
　知的能力の低さが非行と直接的に関連するかどうかは意見が分かれるところである。ただし、状況への対処能力の低さ、学校での成績の低さが自己評価を下げること、等により非行と結びつきやすくなる可能性は考えられる。また、十一(2008)によれば、日本において家庭裁判所に係る非行事例の知能指数の平均値は地域を問わず85前後とされている。つまり、家庭裁判所に係属するレベルの非行児の場合、知的障害には該当しないものの、やや知的に低い傾向にあると言

える。また、非行少年を主な対象とする児童福祉施設である児童自立支援施設に入所する児童の場合、中等度や重度の知的障害は稀である。つまり、ある程度以上重度の知的障害を持つ場合は、行動上の問題があったとしても、非行としてではなく、医療あるいは障害者福祉の対象として扱われる場合が多いことも考えられる。つまり実際上、非行と関連する知的障害は主に境界知能、あるいは軽度知的障害であると言える。

また、言語能力と自己コントロール力とは密接なつながりがあるとされる。自分の感情に名前をつけたり感情を言葉にして扱えることが、自己コントロールにつながるためだと考えられる。逆に言えば言語能力が低く、自己コントロール力が低い少年が家庭での虐待や学校でのいじめなどで慢性的なストレス状況に置かれると、それに対する反応として反社会的行動を取ってしまうことがあり得る。

また、知的障害とは異なるが、本来の知的能力に比して学力が著しく低い非行少年は多い。その要因として家庭環境の劣悪さなどが考えられるが、知的能力そのものよりも、知的能力と学業成績とのギャップ、あるいは学校の成績の悪さそのものが非行との関係が深いという報告が少なくない。

なお、古い文献ではあるが、樋口（1967）は一般少年に比べ知的障害を持つ非行少年は再犯率が低いと述べている。また、奥村・野村は社会技能訓練（SST）と感情表現の訓練が有効であるとしている（2006）。これは前述の特性からも頷けるところである。

2）発達障害と非行、ADHD の場合

注意欠如・多動性障害（Attention-Deficit/Hyperactivity Disorder：ADHD）は、発達障害の一種である。①気がそれやすく、集中を続けることが困難で、②落ち着きなく動き回ることや喋り過ぎること、③見通しをつけることや待つことが苦手であること、等で示される不注意・多動性・衝動性を特徴とする。子どもの約 5％が該当するとされ、この数字は発達障害の中でも際立って高い。男女比は約 2 対 1 である。

ADHD と非行との関連についての研究は非常に多く、Angold ら（1999）は非行と直接的な関連を持つ精神科診断である素行症または反抗挑発症のある者に 3.1〜41.0％の割合で ADHD を認めたとし、また逆に Christiansen ら（2008）は ADHD の事例の 30〜60％に素行症や反抗挑発症を認めたとしている。また近年、

国立児童自立支援施設では男女ともに入所者のほぼ4人に1人以上がADHDの診断基準を満たす。

ADHDを持つ子どもはその育てにくさから虐待を受けやすいことが知られており、実際、施設入所するADHDを持つ非行児の多くが被虐待経験を持つ。その一方、虐待を受けた子どもが不注意や多動、衝動性を示しやすいことが知られている。これはまさにADHDの行動特性と重なっており、両者が重複しやすいこともあってその鑑別は容易ではない。

また、現在日本では3種類の抗ADHD薬が認可されており、約7割のADHDに有効であるとされている。その効果は不注意、多動性、衝動性のいずれにも及び、時に劇的な効果を発揮する。これらの薬物は、非行少年処遇の少なくとも一部を変えたと言っていい。また、ペアレントトレーニングと呼ばれる養育者に対する子どもへの接し方の訓練がADHDを持つ子の行動のコントロールに奏功することが知られており、これは多くの非行少年治療プログラムにも取り入れられている。

3) 発達障害と非行、自閉スペクトラム症の場合

自閉スペクトラム症（Autism Spectrum Disorder：ASD）は社会的コミュニケーションと対人関係に持続的な問題があり、また極端なこだわり、興味が極端に限局されていること、感覚の過敏あるいは極端な鈍感さなどを特徴とする。DSM-5では、その前の版であるDSM-Ⅳに存在した「広汎性発達障害」や「アスペルガー障害」という診断名はなくなり、自閉スペクトラム症がそれらを包含する形となっている。有病率は約1％で、男女比は4対1とされる。

日本では、アスペルガー障害という診断名が、重大事件の精神鑑定によって注目を集めることとなってしまった不幸な歴史的経緯がある。本論冒頭にも記述したとおり、ASDそのものが非行の原因となることはなく、またそもそもASDを持つ少年が非行に至ることはきわめて稀である。にもかかわらず、時に事件との関係でASDの診断の有無が取り沙汰されるのは、ASDを持つ人の起こした事件がその特性に影響されて一見不可解な様相を呈することがあることも影響していると思われる。十一（2004, 2008）は触法行為を行ったASD児／者の行動の分析から、事件の契機を①性的関心型、②理科実験型、③高次対人状況型、④従来型、に分類している。①はネットなどで性に関する情報に接したことなどを契機に一

時的に没頭し、それらの情報を模倣するような形で性的接触を試み、事件化するような場合、②は、知識や実験など自らの興味への没頭がエスカレートして、反社会的な動機はないにもかかわらず結果的に爆発、放火などの危険行為に至る場合、③は複数の対人関係での心理的ダイナミクスや、パーソナルで密度の高い情緒的交流の理解が困難なため、ストーカー的な行動を取ったり、強く混乱して外部からは突発的に見える行動を取ったりする場合、④は通常の非行と同様の契機による場合、である。①〜③のいずれも、ASDの対人関係性の障害や限定された興味関心、衝動性が影響している。

ADHDの場合と異なりASDに限定して有効性が示されている薬はないこともあって、治療は「構造化」、つまり今ここで何をするべきかを分かりやすく示すことと、対人環境を含む環境調整を行って適応を図る「環境療法」が主体となる。少年院などでは認知機能の向上を狙うトレーニング（コグトレ）（宮口, 2015）も行われている。また主にその衝動性に対して向精神薬が使用される場合もある。

4）知的障害、発達障害と家族の問題

これらの障害を持つ子どもとその親の関係は、さまざまな問題を抱えることがある。

ADHDの場合、集中が持続できないことに対して「気合が足らない」などと考えて叱りつけたり、非ADHDの兄弟姉妹と比べ落ち着きがなく言うことを聞かないことに対して叱責してしまうといったことがある。またASDの場合、赤ん坊の頃から目を合わせない、あやしても笑わない、抱っこされると嫌がるといった行動を示すことがある。このため、親子間の愛着形成が困難となり、結果的に不適切な養育となることがある。

いずれの障害の場合も、子どもが非行に至った場合、自分の育て方に問題があったと責任を感じている親も少なくない。周囲の無理解からその子育てを非難されることもあって、親はさらに自信を失っている。そのような親に対して、子どもの特性を説明し、それが子育ての誤りによるものではないことを伝えることで、親自身が安堵し、また子どもへの理解を深め、親子関係の改善に至ることは決して少なくない。非行によっていったん壊れてしまった家族関係を修復することが重要なのは、障害の有無にかかわらず同じである。

5) 改善の可能性

　施設に入所した知的障害や発達障害を持つ非行少年のうちには、せめて小学校の間に適切な養育環境が与えられていたら施設入所にまで至ることはなかったのでは、と思える事例も稀ではない。つまり、非行に至る前に、正確なアセスメントを行った上で、適切な養育環境を用意することによって適応を高め、どうしても低下しがちな自己評価を高く保つことが重要だと考えられる。これは非行の予防というより、子どもの健全な発達の保証のためと言うことができる。また特にADHDの事例では、反社会的な行動が存在する場合、薬物の有効性の確認がなされるべきであろう。

　ただしその一方、非行に至った子どもたちも施設入所後、その適切な環境と対応の工夫や服薬等によって衝動性がコントロールできるようになり、自己評価を高め、驚くほどの成長を見せる事例が少なくない。思春期に至った事例も決して手遅れではない。

　非行に対するとき、我々はどうしてもその行動上の問題の激しさに目を奪われ、それへの対応に終始しがちになる。また、ともすれば犯人探しに陥り、躾の問題などにその原因を求めてしまう。もちろん、非行の改善において家庭などの養育環境の重要性は言うまでもないが、その子どもを全体として理解するためには、発達特性にも目を向けて、生物－心理－社会的要因に対してよりバランスの取れた働きかけを同時並行的に行っていくことが求められる。近年、発達障害と非行の関係が理解されるようになったことで、彼らの非行に対してより本質的なアプローチが可能になったと言えるであろう。

（富田拓）

参考文献
奥村雄介・野村俊明 (2006)『非行精神医学――青少年の問題行動への実践的アプローチ』医学書院.
齊藤万比古 (編) (2008)『発達障害とその周辺の問題』中山書店.
十一元三 (2004)「広汎性発達障害を持つ少年の鑑別・鑑定と司法処遇――精神科疾病概念の歴史的概観と現状の問題点を踏まえ」『児童青年精神医学とその近接領域』45(3), pp. 236-245.
十一元三 (2008)「発達障害と反社会的行動――児童青年期に陥りやすい混乱としての非行」齋藤万比古 (編)『発達障害とその周辺の問題』中山書店.
富田拓 (2017)『非行と反抗がおさえられない子どもたち――生物・心理・社会モデルから見る素行症・反抗挑発症の子へのアプローチ』合同出版.
樋口幸吉 (1967)「青春期の異常心理」井村恒郎ほか (編)『異常心理学講座第4巻』みすず書房.

松浦直己(2015)『非行・犯罪心理学――学際的視座からの犯罪理解』明石書店.
宮口幸治(2015)『コグトレ　みる・きく・想像するための認知機能強化トレーニング』三輪書店.
American Psychiatric Association. 高橋三郎・大野裕(監訳)(2014)『DSM-5 精神疾患の診断・統計マニュアル』医学書院.
ロバート・L・ヘンドレン(編著)田中康雄(監修)松井由佳(訳)(2011)『子どもと青年の破壊的行動障害――ADHDと素行障害・反抗挑戦性障害のある子どもたち』明石書店.
Angold A., Costello E, J., Erkanli A. Comorbidity. J Child Psychol Psychiatry 1999;40(1):57-87.
Christiansen H. et al. Co-transmission of conduct problems with attention-deficit/hyperactivity disorder : Familial evidence for a distinct disorder. J Neural Transm 2008 ; 115(2):163-175.
Office of Juvenile Justice and Delinquency Prevention. Program Search. https://www.ojjdp.gov/programs/ProgSearch.asp

5　アディクションと非行

1) アディクションとは

　我が国で、「依存症」として治療の対象とされるものに、アルコール依存症、薬物依存症がある。最近は、ギャンブル障害の医療化が進み、ゲームやインターネットの問題を扱う外来もでき始めている。依存症に共通した特徴は、「簡単に気分を変えること（酔うこと）にのめり込んでコントロールができなくなり、問題が起きても修正できなくなっていくこと」である。そして、依存症の問題が続いている間は、精神的な成長が止まり、ストレスに弱くなっていく。さらには、生きていく上で大切なものを次々と失うことになる。

　広義の依存症は、「嗜癖」や「アディクション」と呼ばれ、「問題が起きてもコントロールできない悪い習慣」の意味で使われる。未成年者が陥りやすいアディクションとして、物質では、アルコール、タバコ、ガスパン（ガス吸引）、大麻、シンナー、覚せい剤、危険ドラッグなど。行動では、暴力、いじめ、万引き、自傷行為、過食嘔吐、性行為、ゲーム、携帯、インターネットなど。人間関係では、いじめ、家庭内暴力、過保護・過干渉などの支配的な関係が挙げられる。

　アディクション全般は言うまでもなく、科学的裏付けがある程度実証されている物質依存症でさえ、「病気」という認識がなされていない。多くは意志の問題、道徳的問題、倫理的問題と誤解され偏見を持たれる。

　私たちは、依存症・アディクションを表面的にしか捉えていないことが多く、治療や支援が必要な「病気」という視点に欠けている。そして、治療ではなく、強要と叱責で問題を正そうとする。アルコールや薬物がやめられないのは症状であるのに、周囲は患者に止めることを強要する。そして、患者を追い詰め事態は悪化する。

　たとえば、我が国で窃盗犯と並んで多数が服役している覚せい剤事犯者を見ても、その対応は明らかである。使用罪で服役している覚せい剤事犯者は、その診断基準に照らすと覚せい剤依存症である。つまり病気である。これに対して、刑務所は、誤解を恐れずに言えば受刑者を懲らしめて反省させるところである。繰

り返すが、依存症は病気である。懲らしめて良くなる病気はない。むしろ悪化するであろう。

同様に、有名人の薬物使用に対するマスコミのバッシングは異常である。彼らのほとんどは薬物依存症である。それをバッシングして追い詰めることに何の意味があろう。

2）アディクションの背景にある問題

アディクションのもとには対人関係障害がある。実際、診療していると依存症患者の多くに、年齢、性別、使っている物質の種類、アディクションの種類に関係なく、「自己評価が低く自分に自信が持てない」「人を信じられない」「本音を言えない」「見捨てられ不安が強い」「孤独で寂しい」「自分を大切にできない」などの特徴が共通して見られる。

彼らは、何らかの理由で人の中にあって安らぎを得ることができなかったため、物質などによる仮初めの安らぎを必要とし、のめり込んだ結果がアディクションである。

そもそも薬物乱用者は、一般に「興味本位で薬物に手を出してはまった犯罪者」と見られることが多いが、薬物を使用した人がみな依存症になるわけではない。薬物依存症患者の薬物乱用は、「人に癒やされず生きにくさを抱えた人の孤独な自己治療」という視点が最も適切であると感じている。他のアディクションも同様である。

彼らの多くは、幼少時から虐待、いじめ、性被害など深い傷を負っている。そして、そのことはほとんど語られることはない。人と信頼関係を持てないため、誰にも話したり助けを求めたりできない。対処できない困難に直面するとき、物質乱用、自傷、過食嘔吐、暴力、ひきこもりなどによって対処してきた。生きにくさの対処法として、アディクションが選択されたとも言えよう。しかし、アディクションは孤独で先のない対処法である。そのため、自殺に向かう例は少なくない。アディクション患者には、先に挙げた六つの特徴を念頭に関わる必要がある。

人の中にあって安心感・安全感を得られるようになったとき、アディクションによって気分を変える必要はなくなる。

3）エビデンスに基づいた新たな依存症治療

　依存症の最も重要な問題は、「ストレスに弱くなり当たり前のことができなくなっていくこと」である。私たちは、それを「怠け」や「甘え」と誤解しがちである。患者が、「やらない」のではなく、「やれなくなっている」と理解する必要がある。

　これまでの依存症治療の悪しき点として、「患者を甘やかすな」「痛い目に遭わないと変わらない」「厳しく対処しなければならない」といった誤った治療スタンスが挙げられる。しかし、最近、我が国でも依存症治療は大きく変化している。その主な理由は、海外でエビデンスのある治療法が導入されたためである。

　動機づけ面接法、認知行動療法的スキルトレーニング、随伴性マネジメントなどの新しいアプローチの共通点は、患者と対決せず動機づけを重視する。患者の変わりたい方向へ支援し、良い変化に注目して十分評価する。失敗しても責めることなく、フィードバックしてより良い方策を話し合う。これらの考えは、精神疾患に対する治療的対応として当然のことである。要するに、病気に対する当たり前の治療を、依存症にも提供するということである。

　患者に敬意を払い対等の立場で患者の健康な面に働きかけていく、という当たり前のことがなされていなかった反省に立ち、筆者が提案しているのが次の10か条（表II-5-1）である。これらは、依存症患者に特別なものではない。あらゆる精神疾患の患者に対して、さらには健常者同士のコミュニケーションにおいても

表II-5-1　依存症患者への望ましい対応

1	患者一人ひとりに敬意をもって接する。
2	患者と対等の立場にあることを常に自覚する。
3	患者の自尊感情を傷つけない。
4	患者を選ばない。
5	患者をコントロールしようとしない。
6	患者にルールを守らせることにとらわれすぎない。
7	患者との1対1の信頼関係づくりを大切にする。
8	患者に過大な期待をせず、長い目で回復を見守る。
9	患者に明るく安心できる場を提供する。
10	患者の自立を促す関わりを心がける。

当たり前に大切なことである。そして、非行少年への対応にも大切であることは言うまでもない。

表に示した当たり前の対応を、治療者が依存症患者に対してもできるか否かが問われる。この基本的な治療者の姿勢が維持されなければ、どのような「高級な」治療を行ったとしても、望ましい治療であるとは言えない。

治療者・支援者は依存症患者に対して、断酒や断薬を強要してはいけない。再飲酒・再使用を責めてはいけない。飲酒・薬物使用は、責められるべき「悪」ではなく、改善を共に目指す「症状」である。このことが、治療者・支援者にさえ必ずしも共有されていないことに問題がある。

依存症は健康な「ひと」の中で回復する。健康な治療者・支援者とは、患者に対して陰性感情を持たず、敬意と親しみを持てる人である。患者に共感できる人である。治療者・支援者が回復に立ち会えるとき、自身も心から癒される。信頼関係が築けたとき、お互いが癒されお互いが温かい気持ちになれる。信頼関係とは双方向性のものだからである。回復が生まれる場には、温かい雰囲気が満ちているのはそのためであろう。

依存症患者は、人からの癒しや安心感を望みながら、それがさまざまな理由で得ることができず、仮初めの癒しにのめり込んだ結果、依存症になった人たちである。患者の求めているのは人からの本物の癒しではないであろうか。その手助けをするのは、薬でも技法でもなく健康な「ひと」である。

4）飲酒、喫煙、薬物乱用に見る非行少年の問題と対応

●未成年の飲酒、喫煙、薬物乱用による影響

未成年の飲酒、喫煙、薬物乱用により、まずは、「身体的影響」が考えられる。早期からの物質乱用は、飲酒による肝臓、膵臓、性腺機能、脳などの障害、喫煙による癌、虚血性心疾患、慢性閉塞性肺疾患などの例を挙げるまでもなく深刻な健康問題を引き起こす。さらに、「精神的影響」として、学習意欲の低下、将来への夢・目標の喪失、精神的成長の停止、性格変化、依存症の若年発症などがあり、「社会的影響」として、学校問題、職業問題、家族問題、金銭問題、非行問題、不慮の事故などがある。

精神・心理・臓器の未発達な未成年の物質乱用は、容易に健康障害を引き起こし依存も形成しやすい。また、日常生活に満足できていないこと、対人関係問題

の存在、危険なグループへの接近、他の危険な薬物への広がり、犯罪行為の危険性などと関連する可能性が高い。問題解決能力が十分ではない若年者が、酔うことを覚えると容易に溺れてしまう。若いうちから、物質に酔って気分を変えることを覚えると、問題に向き合い解決するという精神的成長に不可欠なプロセスを放棄したことになる。この影響の深刻さは計り知れない。

●飲酒、喫煙、薬物乱用を起こす生徒の背景にあるもの

　それでは、どのようにして防止対策を進めればよいのか。「有害だからダメ！」を聞き入れる少年は、初めから飲酒や喫煙、薬物乱用には向かわない。「ダメ！」だから接近する少年をどうするかが重要である。彼らを排除した対策では不十分である。ハイリスクである彼らに対してこそ丁寧な関わりが必要である。

　どうして、「ダメ！」だから手を出すのであろうか。若者特有の好奇心、怖いもの見たさ、大人に対する不信感、自分を受け入れない大人や社会への反発、自尊感情の低さ、日常生活への不満、夢・希望の喪失、「ワル志向」とツッパリ、「有害だからこそ試したい」自傷的行為、大人よりも「仲間」を優先する傾向などが考えられよう。

　飲酒、喫煙、薬物問題を起こす少年は、「自分は親から受け入れられていない」と感じている場合が多く、「親からさえ受け入れられない自分を他人が受け入れてくれるはずがない」と誤解している。彼らは自信を持てず、人を信用できず、自分を大切にできない。このような少年に頭ごなしに「ダメ！」と言っても受け入れられず、反発するであろう。

●依存症臨床の視点から見えてくる飲酒、喫煙、薬物乱用対策

　それでは、どのような対応が望ましいのであろうか。何よりもまず、少年の存在・価値を大人が認め、信頼関係を築いていくことが優先される。実は、彼らはそれを強く望んでいる。このことを把握した上での対応が求められる。

　このような対応は、実は依存症患者の治療的対応そのものでもある。患者に頭ごなしに「ダメ！」と言ってよくなるものではない。むしろ反発して悪化する。まず、信頼関係を築いた上で動機づけを進めていくこと、その際には、患者の良いところ良い変化を積極的に見つけて伝えていく態度が求められる。信頼関係のないままに頭ごなしに「ダメ！」と繰り返しても、思いは伝わらない。むしろ反発を招く。有効性にエビデンスのある依存症治療の手法が、未成年者の飲酒、喫

煙、薬物乱用の予防にも有効である。

　少年は、人に対して安心して正直な気持ちを言えないと人に癒されない。人に助けを求められないと、少年は自己完結的に気分を変えることによって癒しを求める。彼らが孤立するとき、人に助けを求められないとき、現実逃避のために多用されるのがアルコールであり薬物である。

　重要なことは、正直な気持ちを安心して話せる相手がいること、信頼できる仲間・大人・家族がいること、安心できる安全な居場所があることである。このことが、未成年の飲酒、喫煙、薬物乱用問題の最大の予防である。そして、このことは少年非行全般についても言えることである。私たち大人が彼らに対して正直であること、彼らから信頼される存在であることが求められている。

5）依存症臨床から見た少年非行

　アディクションと少年非行には多くの共通点がある。背景には人間関係の問題があり、彼らは生きづらさを抱えている。物質使用も問題行動も孤独な自己治療の側面がある。そして、周囲からは誤解され偏見を持たれ責められる。支援者は、依存症や非行を目の当たりにしたとき、その表面的な事象のみを見て批判と叱責で対応しがちである。しかし、依存症からの回復や非行からの脱却を望むのであれば、彼らの背景にある問題の理解が不可欠である。

　未成年の飲酒、喫煙、薬物使用問題は、アディクション問題の端緒として捉える必要がある。身体的な問題も大切であるが、精神的な問題はより深刻である。それは、放置しておくと対人関係の問題をはじめとして、生きていく上で深刻な問題に発展していくからである。軽い好奇心や仲間内の遊びであっても、心の中に問題を潜ませている少年は、依存性物質の「酔い」を経験すると、その「酔い」にはまり問題を増悪させていく。彼らは「生きにくさ」を抱えているからである。

　未成年の喫煙、飲酒、薬物乱用を増悪させる最大の原因は、治療者が依存症患者に抱く問題と同様に、援助者である大人の彼らに対する陰性感情・忌避感情ではないであろうか。とすると、有効な対策とは、大人の援助者が彼らに対して「一人の尊厳ある人間として誠実にきちんと向き合うこと」に他ならない。彼らを排除するのではなく、真剣に向き合い、彼らの存在を認め、彼らを受け入れることである。

物質使用や問題行動の有無ばかりに囚われた近視眼的な関わりではなく、その背景にある「生きにくさ」「孤独感」「人に癒やされなさ」「安心感・安全感の欠乏」「怒り」「絶望感」などを見据えた関わりでなければならない。

彼らに必要なのは懲らしめや排除ではなく、心の通った適切な支援である。そして、小手先の対策が通用しないことは依存症臨床と全く同じである。一人ひとりの援助者が、少年の信頼に足る存在であることが重要となる。アルコールや薬物に酔うこと以上に、人に受け入れられることの喜びを伝えられるか否かにかかっていると言えよう。

信頼関係のないまま相手を「変えよう、正そう」とすることは、それがたとえ善意からであったとしても、「支配」であり「コントロール」である。彼らは支配されないように抵抗するであろう。「変えよう、正そう」とするのではなく、信頼関係の構築が重要であることを強調したい。

逆に、信頼関係が築けたとき、彼らはこちらの期待していることを察知しており、その方向に自ら動こうとし始める。そのとき、支援者は本人の自主性を妨げずに寄り添うことが望ましい。「支配」や「コントロール」で人は育たない。成長しない。彼らが身に付けるべき大切なことは、「ひと」に癒されること、つまり信頼関係づくりである。

アディクションも非行も、背景に共通して見られるのは人間関係の問題である。回復とは、信頼関係を築いていくことに他ならない。非行少年に必要なのは、依存症患者の回復に必要なものと同様、「信頼できるひと」であり「安心できる居場所」である。

(成瀬暢也)

参考文献
成瀬暢也 (2016)「薬物依存症の回復支援ハンドブック——援助者、家族、当事者への手引き」金剛出版.
成瀬暢也 (2017)「アルコール依存症治療革命」中外医学社.
成瀬暢也 (2017)「誰にでもできる薬物依存症の診かた」中外医学社.

資料

少年事件手続きの流れ

事件発生

警察
非行のある少年が判明したら、取り調べ（逮捕する場合もあります）や質問等により、どのような非行があったのかを明らかにします。

- 14歳未満の少年は罰せられることはありませんが、少年の行為や環境等に応じ児童相談所に送致・通告します。
- 14歳以上の少年で、法定刑が罰金以下の犯罪を犯した場合は、直接、家庭裁判所に事件を送ります。
- 14歳以上の少年で、法定刑が懲役・禁錮等の比較的重い犯罪を犯した場合は、検察庁に事件を送ります。

児童相談所
- 児童福祉法上の措置をとって事件を終わらせることもあります。
- 家庭裁判所での審判や保護処分が必要であると判断した場合は、事件を家庭裁判所へ送致します。

検察庁
検察官が取り調べをした後、少年をどのような処分にするのがよいのかの意見を付して、事件を家庭裁判所に送ります。

児童自立支援施設への入所や里親への委託等 児童福祉法上の措置

家庭裁判所
送致されてきた事件について、審判（大人の事件でいう裁判）を開始するかどうかを決定します。

- これまでの手続きの過程で、少年が十分改心し、もはや審判廷に呼び出す必要がないと判断された場合は、審判手続きを開始せず、終了します。＝**審判不開始**
- 保護処分（刑事処分や児童相談所へ送る処分以外の処分）が必要であると認められる場合は、審判手続きを開始します。
- 少年が凶悪な犯罪を犯した場合等、刑事処分にするべきであると認められた場合には事件を検察庁に送り返します。ただし、14歳未満の少年は検察庁に送り返すことはありません。＝**逆送事件**

少年事件手続きの流れ

不処分
審判の過程において、少年が非行を克服し、保護処分の必要がないと認められた場合は不処分とし、保護処分に付さない旨の決定をします。

保護処分
- **保護観察**：保護司等の監督の下で少年が改善・更生することが可能と認められる場合は、少年が自分自身の力で社会復帰できるように、保護観察官や保護司が補導援護する保護観察の処分にします。
- **児童自立支援施設・児童養護施設送致**：少年を取り巻く環境を重視し、施設における生活指導を要すると認められる場合は、児童自立支援施設（非行を犯した児童等の支援施設）、児童養護施設（保護者のない児童、虐待されている児童等の保護施設）に入所させ、社会復帰を促します。
- **少年院送致**：少年を施設に収容し、矯正教育を与えることによって非行少年を社会生活に適応させる必要があると認められた場合は、少年院に送ります。
①**第一種少年院**（旧「初等少年院」、「中等少年院」）：心身に著しい障害のないおおむね12歳以上23歳未満のもの（第二種に該当するものを除く）
②**第二種少年院**（旧「特別少年院」）：心身に著しい故障のない犯罪的傾向が進んだおおむね16歳以上23歳未満のもの
③**第三種少年院**（旧「医療少年院」）：心身に著しい障害があるおおむね12歳以上26歳未満のもの

審判

検察庁
裁判所に公訴を提起するかどうかを決定します。ただし、この逆送事件の場合は、原則として起訴されます。

裁判所
通常の大人の事件と同様に、刑罰を科すかどうかの決定をします。

刑事処分
- **死刑**：罪を犯したとき18歳未満の者を死刑をもって処断するときは無期刑を科します。
- **無期懲役・禁錮**：罪を犯したとき18歳未満の者に対して無期刑をもって処断するときは、無期刑を科すか10年以上20年以下の懲役・禁錮を科すかを裁判所が選択します。
- **有期懲役・禁錮**：有期懲役または禁錮をもって処断すべきときは、長期と短期を定めた不定期刑を言い渡します。この場合、短期は10年、長期は15年を超えることはできません。
- **罰金刑**

索引

英数字

ADHD　→注意欠如・多動性障害
ASD　→自閉スペクトラム症
CD　→素行障害
MJCA　→法務省式ケースアセスメントツール
SC　→スクールカウンセラー
SNS　59-61, 93, 138, 150-152
SNSを利用した非行　147
SST　→ソーシャル・スキル・トレーニング
SSW　→スクール・ソーシャル・ワーカー

あ行

愛着（アタッチメント）　47, 49, 76, 79, 88, 108, 115, 172
アウトリーチ型の支援　58, 150
アサーショントレーニング　114
アサーティブ　77
アスペルガー障害　171
アセスメント（子どもの性加害の）　82
アディクション　175, 176, 180, 181
アンガーマネージメント　114
安心感・安全感　79, 176, 181
安全基地　47
いきなり型非行　162, 166, 167
依存症　175-180

依存症患者　178-181
一時保護　42, 75, 81, 87, 93, 94
一時保護所　71, 87
居場所　53, 60, 62, 104, 108, 112, 129, 156, 157, 180
医療保護入院　125
インターネット　59, 75, 82, 134, 135, 150, 152, 167, 175
うつ症状　47
援助交際　124
親子並行面接　40, 64

か行

外傷体験　89
解離傾向　94
解離症状　112, 113
過活動　126, 127, 138, 139
学生ボランティア派遣制度　65
隔離　126, 130
家族病理　40, 43
家族へのかかわり（性加害が関わる）　84
学校教育連携制度　53
学校警察連携制度　54
環境調整　19, 56, 115, 133, 172
関係者会議　19, 84, 131

感情のコントロール　30

頑張り表　89

危険ドラッグ　54, 168, 175

器質製精神障害　141

気分安定薬　126

気分障害　126, 127

気分の高揚　126, 138

教育委員会指導室　42

教育支援センター　40

教育相談所（室）　43, 46, 47

境界知能　38, 135, 170

共感性の欠如　83, 158, 167

虚言因子　164

矯正教育　109, 113, 114, 153

強制性交等（罪）　61, 146

今日の司会役　23

虞犯少年　162

継続指導　64

軽度精神遅滞（軽度知的障害）　128, 129

軽度知的障害　36, 63, 88, 91, 170

刑法犯少年　144, 146

検討班　23

抗ADHD薬　171

行為障害　→素行障害

高次脳機能障害　141, 168

甲状腺機能亢進症　139-141, 168

甲状腺機能低下症　139

更生意欲　118

更生教育　136

行動観察　71

個人別矯正教育計画表　109

誇大妄想　126

孤独な自己治療　176, 180

子ども家庭支援　30, 32

子ども食堂　24, 150

コンサルテーション　74, 109, 110

さ行

罪悪感　57, 96

サイバー補導　59

再犯防止　115, 153, 159

再被害防止　60

再犯リスクアセスメント　153, 159

作業学習　34

市域の典型　23

自我の強度　41

嗜癖　175

試験観察　117, 118, 120

自己肯定感　47, 48, 64, 66, 72

自己コントロール　151, 152, 156

自己と社会性の発達　91

自殺　150, 176

自傷行為　47-49, 93, 107, 114

施設内学級　89, 95

自尊感情　19, 79, 166, 167, 179

自尊心　60, 115, 156

疾病教育　126, 139

児童虐待　66, 150

児童自立支援施設　43, 69-71, 73, 75, 81, 101, 107, 108, 153, 170, 171

児童心理司　63-65

児童心理治療施設　69, 87, 88, 93

児童相談所　17, 19, 20, 30, 32, 42, 43, 53, 54, 57, 63, 65, 66, 69-71, 75, 77-79, 81, 84, 86, 87, 89, 101, 107, 111, 128-133, 145, 150

児童福祉司　63-65

児童福祉施設　151, 170

児童福祉法第28条　42

児童福祉法上の措置　101

児童扶養手当　31

児童ポルノ　59

児童養護施設　42, 43, 101, 130, 132

自閉スペクトラム症　36, 37, 128, 129, 134-137, 158, 166, 167, 171, 172

自閉症スペクトラム障害　→自閉スペクトラム症

社会内処遇　153, 162

社会復帰支援　101, 110

修正体験　49

就労支援事業所　32

障害受容　36, 38, 64

障害特性　32, 71, 159

奨学金　30

症状性精神病　140, 168

象徴的表現　90

衝動性　18, 64, 87, 88, 90, 91, 108, 109, 128, 158, 166, 169-172

衝動性のコントロール　88, 173

少年院　101, 107, 108, 112-115, 153, 154, 156, 162, 168, 172

少年鑑別所　101, 102, 107, 111, 112, 153, 162

少年サポートセンター　53

少年相談　37

少年相談・保護センター　54, 59

少年非行の動向　144

ショートステイ（宿泊型一時保育）　17

触法通告　53, 63, 66

事例検討　23

索引

事例検討会議　104
身体疾患　123, 140, 141
心理技官　103-105, 109, 110
心理教育　19, 78, 79, 139
随伴性マネジメント　177
スクールカウンセラー　17-19, 22, 39, 102
スクール・ソーシャル・ワーカー　24, 29, 150
スクールサポーター　36
性加害行動　81-84, 86
性加害治療　81
性加害を行った子どものための治療プログラム　86, 136
生活安全課少年係　25
生活点検表　64-66
生活場面面接　89
生活保護　30-32
性的虐待の影響　78, 79
性教育　36, 136
性教育（性加害への）　82
精神障害　40, 123, 158, 162, 168
精神発達遅滞（知的障害）　158
生徒指導主事　22
性非行　79, 127, 137, 147, 150, 159
生物-心理-社会的（リスク）要因　169, 173
性問題防止ワークシート　36

性やジェンダーの価値観　84
摂食障害　46, 47, 168
全員面接　23
双極性障害　123, 139, 140
躁状態　123, 126, 127, 138
相談チーム　42
躁病エピソード　139, 140
素行障害　157, 158, 162-167
ソーシャル・スキル・トレーニング　19, 37
措置入院　111, 114

た行

第1種少年院　101, 107
第3種少年院（医療少年院）　101, 111, 114, 115, 168
他者への共感（性）　36, 156, 158
多動性障害　88, 128, 129
地域援助　102
知的障害　34-37, 158, 159, 168-170, 173
チーム学校　20, 26
注意欠如・多動性障害　32, 93, 158, 165, 166, 170-173
通級指導教室　19
美人局　107

動機づけ　58, 157, 177, 179
動機づけ面接法　177
統合失調症　111-114, 123, 158, 168
同年齢集団　49
特別支援学校　34, 35, 131
特別支援学校高等部　34, 37, 38, 131, 136
特別支援教育コーディネーター　19
特別指導　28
トラウマ記憶　114, 115

な行

内省　88, 90
認知行動療法的スキルトレーニング　177
ネグレクト　111, 112, 166

は行

発達障害　20, 28, 30, 38, 43, 69, 123, 132, 134, 151, 158, 165, 168-170, 173
反抗・挑戦性障害　166
反社会性パーソナリティ障害　163
万能感の肥大化　167
被害者感情の理解　85
被虐待者(児)　41, 167
低い自己評価　95

非行　43, 57, 71, 101, 107, 123, 143, 162, 169, 171-173, 180
非行グループ　112, 131, 134-136, 169
非行集団　25, 145, 157
非行少年のタイプ　157
非行のアセスメント　153, 154, 160
非行の初発年齢　157
非行の問題行動の要因　37
非行文化に同一化　91
貧困対策　150
複雑性PTSD　112-114
福祉犯　59
福祉犯被害　59, 62
服薬調整　87
不適切な養育　76, 79, 172
フラッシュバック　112, 114, 115
不良行為　54, 145, 162
法務教官　113-115
法務省式ケースアセスメントツール　159, 160
法務少年支援センター　101-105
暴力因子　164

ま行

万引き　16, 18, 19, 54, 63, 64, 66, 90, 111, 128, 146, 168, 175

188

身柄付短期補導委託　101, 118

身柄付きの通告　43

見捨てられ体験　88, 91

メタ認知　35

や行

薬物治療　111

薬物乱用　55, 56, 163, 168, 176, 178-180

薬物乱用者　176

薬物療法　126, 139, 140

要保護児童対策地域協議会　42, 84

ら行

来談動機　58

離人体験　94

リストカット　45, 46

「少年非行」編者

髙田 治(たかだ おさむ)	川崎こども心理ケアセンターかなで
大塚 斉(おおつか ひとし)	社会福祉法人武蔵野会武蔵野児童学園
野村 俊明(のむら としあき)	日本医科大学 医療心理学教室

執筆者(五十音順)

		担当
相澤 林太郎(あいざわ りんたろう)	国立武蔵野学院	事例12
上野 綾子(うえの あやこ)	明神下診療所	事例4
鵜養 美昭(うかい よしあき)	日本女子大学名誉教授	事例2・事例5
大塚 斉(おおつか ひとし)	編者	第1章扉・第4章扉・理論編扉・理論編2
奥村 雄介(おくむら ゆうすけ)	東日本成人矯正医療センター	理論編3
小柳 紘介(こやなぎ こうすけ)	国立きぬ川学院	事例10
佐藤 美空(さとう みく)	県立児童自立支援施設	事例11
島袋 高子(しまぶくろ たかこ)	国立病院機構琉球病院	事例18
少年相談員	神奈川県警察少年相談・保護センター	事例7・事例8
鈴木 晶子(すずき あきこ)	インクルージョンネットかながわ	事例3
髙田 治(たかだ おさむ)	編者	第2章扉・第3章扉・理論編1
高野 久美子(たかの くみこ)	創価大学 教育学部	事例1・事例6
田渕 賀裕(たぶち よしひろ)	東日本少年矯正医療・教育センター	事例17
土佐 裕子(とさ ゆうこ)	大阪家庭裁判所	コラム
富田 拓(とみた ひろし)	網走刑務所医務課	理論編4
成瀬 暢也(なるせ のぶや)	埼玉県立精神医療センター	理論編5
野村 俊明(のむら としあき)	監修者・編者	はじめに・第5章扉・事例21
平松 真治(ひらまつ しんじ)	児童心理治療施設	事例13・事例14
森野 百合子(もりの ゆりこ)	東京都立小児総合医療センター 児童・思春期精神科	事例19・事例20
吉川 恭世(よしかわ やすよ)	貴船原少女苑	事例16
渡邉 悟(わたなべ さとる)	徳島文理大学 人間生活学部	事例15
渡邊 忍(わたなべ しのぶ)	日本福祉大学 社会福祉学部	事例9

編者・監修者

髙田 治　川崎こども心理ケアセンターかなで施設長。臨床心理士。主な著書に『子どもの心をはぐくむ生活――児童心理治療施設の総合環境療法』（共編著、東京大学出版会、2016年）、『心理援助のネットワークづくり――〈関係系〉の心理臨床』（共著、東京大学出版会、2008年）など。

大塚 斉　社会福祉法人武蔵野会武蔵野児童学園主任。臨床心理士。家族心理士。公認心理師。2010年東京都立大学大学院人文科学研究科臨床心理学専攻博士課程単位取得退学。2003年より現施設に関わり、子どもの虹情報研修センター非常勤研究員との兼務を経て、2010年より常勤。

野村 俊明　日本医科大学医療心理学教室教授。医学博士。精神保健指定医・精神科専門医・精神科指導医・臨床心理士。主な著書に『非行精神医学――青少年の問題行動への実践的アプローチ』（共著、医学書院、2006年）、『生命倫理の教科書――何が問題なのか』（共編著、ミネルヴァ書房、2014年）など。

青木 紀久代　白百合心理・社会福祉研究所所長。博士（心理学）。臨床心理士。主な著書に『いっしょに考える家族支援――現場で役立つ乳幼児心理臨床』（編著、明石書店、2010年）、『社会的養護における生活臨床と心理臨床』（共編著、福村出版、2012年）など。

堀越 勝　国立精神・神経医療研究センター 認知行動療法センター センター長。クリニカル・サイコロジスト（マサチューセッツ州）。主な著書に『精神療法の基本――支持から認知行動療法まで』（共著、医学書院、2012年）、『ケアする人の対話スキルABCD』（日本看護協会出版会、2015年）など。

これからの対人援助を考える くらしの中の心理臨床
⑥少年非行

2019年6月15日　初版第1刷発行

監修者　野村 俊明・青木 紀久代・堀越 勝
編　者　髙田 治・大塚 斉・野村 俊明
発行者　宮下 基幸
発行所　福村出版株式会社
　　　　〒113-0034　東京都文京区湯島2-14-11
　　　　電話 03-5812-9702／ファクス 03-5812-9705
　　　　https://www.fukumura.co.jp
装　幀　臼井 弘志（公和図書デザイン室）
印　刷　株式会社文化カラー印刷
製　本　協栄製本株式会社

© 2019 Osamu Takada, Hitoshi Ohtsuka, Toshiaki Nomura, Kikuyo Aoki, Masaru Horikoshi
Printed in Japan
ISBN978-4-571-24556-5

定価はカバーに表示してあります。
落丁本・乱丁本はお取り替えいたします。

福村出版◆好評図書

野村俊明・青木紀久代・堀越 勝 監修／野村俊明・青木紀久代 編
これからの対人援助を考える　くらしの中の心理臨床
① う　　　　　つ
◎2,000円　　ISBN978-4-571-24551-0　C3311

様々な「うつ」への対処を21の事例で紹介。クライエントの「生活」を援助する鍵を多様な視点で考察。

野村俊明・青木紀久代・堀越 勝 監修／林 直樹・松本俊彦・野村俊明 編
これからの対人援助を考える　くらしの中の心理臨床
② パーソナリティ障害
◎2,000円　　ISBN978-4-571-24552-7　C3311

様々な問題行動として現れる「パーソナリティ障害」への対処を22の事例で紹介し，多職種協働の可能性を示す。

野村俊明・青木紀久代・堀越 勝 監修／藤森和美・青木紀久代 編
これからの対人援助を考える　くらしの中の心理臨床
③ ト　ラ　ウ　マ
◎2,000円　　ISBN978-4-571-24553-4　C3311

「トラウマ」を21の事例で紹介し，複数の立場・職種から検討。クライエントへの援助について具体的な指針を提示。

野村俊明・青木紀久代・堀越 勝 監修／青木紀久代・野村俊明 編
これからの対人援助を考える　くらしの中の心理臨床
④ 不　　　　　安
◎2,000円　　ISBN978-4-571-24554-1　C3311

生活の中で様々な形をとって現れる「不安」を22の臨床事例で紹介し，多職種協働の観点から検討を加える。

野村俊明・青木紀久代・堀越 勝 監修／北村 伸・野村俊明 編
これからの対人援助を考える　くらしの中の心理臨床
⑤ 認　知　症
◎2,000円　　ISBN978-4-571-24555-8　C3311

認知症の人や介護者への支援を22の事例で紹介し，認知症における心理臨床の役割と意義について論じる。

A.クラーク・A.R.トンプソン・E.ジェンキンソン・N.ラムゼイ 他 著／原田輝一・真覚 健 訳
アピアランス〈外見〉問題介入への認知行動療法
●段階的ケアの枠組みを用いた心理社会的介入マニュアル
◎7,000円　　ISBN978-4-571-24072-0　C3011

先天的要因や疾患・外傷による外見の不安や困難に，段階的なケアによってアプローチする包括的ケアマニュアル。

A.F.リーバーマン・P.V.ホーン 著／青木紀久代 監訳／門脇陽子・森田由美 訳
子ども－親心理療法
トラウマを受けた早期愛着関係の修復
◎7,000円　　ISBN978-4-571-24054-6　C3011

DV，離婚，自殺等で早期愛着が傷ついた乳幼児・就学前児童と家族の回復を目指す子ども－親心理療法。

◎価格は本体価格です。